MAQUIAGEM

TÉCNICAS, REFERÊNCIAS E ATUAÇÃO PROFISSIONAL

Marcia Cezimbra

Editora Senac São Paulo – São Paulo – 2017

Administração Regional do Senac no Estado de São Paulo

Presidente do Conselho Regional
Abram Szajman

Diretor do Departamento Regional
Luiz Francisco de A. Salgado

Superintendente Universitário e de Desenvolvimento
Luiz Carlos Dourado

Editora Senac São Paulo

Conselho Editorial
Luiz Francisco de A. Salgado
Luiz Carlos Dourado
Darcio Sayad Maia
Lucila Mara Sbrana Sciotti
Jeane Passos de Souza

Gerente/Publisher
Jeane Passos de Souza (jpassos@sp.senac.br)

Coordenação Editorial/Prospecção
Luís Américo Tousi Botelho (luis.tbotelho@sp.senac.br)
Márcia Cavalheiro Rodrigues de Almeida (mcavalhe@sp.senac.br)

Administrativo
João Almeida Santos (joao.santos@sp.senac.br)

Comercial
Marcos Telmo da Costa (mtcosta@sp.senac.br)

Produção editorial: Máslova Valença
Conteúdo técnico e maquiagem passo a passo: Carla Barraqui
Maquiagem de efeitos especiais: Irma Verdugal
Maquiagem de caracterização: Ulysses Rabelo
Modelos: Agency Models - Amanda Fenelon, Anastácia Gabriel,
    Fábio Peixoto, Fernanda Marcon, Gabrielly Peçanha e
    Suzette Ceccato
Revisão técnica: Eliza Menezes
Copidesque: Simone Teles
Fotos: Felipe Lannes
Ilustrações: Hatawata - Elá Camarena
Projeto gráfico e capa: Rodolpho Oliva
Diagramação: Rodolpho Oliva e Juliana Schettino
Revisão: Selma Monteiro Correia e Sônia Cardoso/Editare
Impressão e acabamento: Coan Indústria Gráfica

Dados Internacionais de Catalogação na Publicação (CIP)
(Jeane Passos de Souza – CRB 8ª/6189)

Cezimbra, Marcia
    Maquiagem : técnicas, referências e atuação profissional /
Marcia Cezimbra – São Paulo : Editora Senac São Paulo, 2017.

    ISBN 978-85-396-1216-1

    1. Beleza – Cuidados 2. Maquiagem (Técnicas) 3. Maquiador
I. Título.

17-489s   CDD-649.72
                                                    BISAC HEA003000

Índice para catálogo sistemático:
1. Maquiagem : Cuidados pessoais : Técnicas   646.72

NOTA DO EDITOR

O destaque dado à maquiagem nos editoriais de moda e de beleza e na publicidade demonstra seu prestígio junto ao público feminino. Importância que também pode ser medida pelos milhões de acessos diários a páginas na internet, que apresentam, além das tendências do momento, tutoriais e dicas sobre como se maquiar.

Para revelar esse universo que sempre se renova, a autora Marcia Cezimbra entrevistou profissionais de diferentes segmentos e organizou um conjunto de informações fundamentais sobre maquiagem. Nessa empreitada, teve a consultoria da maquiadora especializada em noivas Carla Barraqui, responsável pelo conteúdo técnico desta publicação e pela produção de beleza.

O Senac São Paulo espera contribuir para a formação de novos maquiadores e estimular o aprimoramento daqueles que já atuam na área e querem atualizar técnicas e ampliar suas referências sobre maquiagem.

SUMÁRIO

MAQUIAGEM NO SÉCULO XXI, 6

1 NOVOS CONCEITOS ESTÉTICOS, 14

A parceria da maquiagem com a medicina estética	16
A defesa da estética naturalista	20
A maquiagem e a revolução da TV de alta definição	24

2 TIPOS DE ROSTO E TONS DE PELE, 28

Harmonia das cores	30
Combinação de cores	33
Geometria da face	36

3 PRODUTOS E MATERIAIS DE TRABALHO, 62

Produtos de maquiagem	64
Instrumentos de trabalho do maquiador	82
O ambiente de trabalho	87

4 MAQUIAGEM PASSO A PASSO, 90

A fisiologia da pele	92
Maquiagem para o dia	101
Maquiagem para a noite	108
Maquiagem de noivas	114
Maquiagem da pele madura	124

5 MERCADO DE TRABALHO, 136

Os pioneiros da maquiagem no Brasil	138
Áreas de atuação	144
Recomendações e cuidados profissionais	174
Literatura: biografias e maquiadores autores	177

NOTAS, 186
REFERÊNCIAS, 188
AGRADECIMENTOS, 191

MAQUIAGEM NO SÉCULO XXI

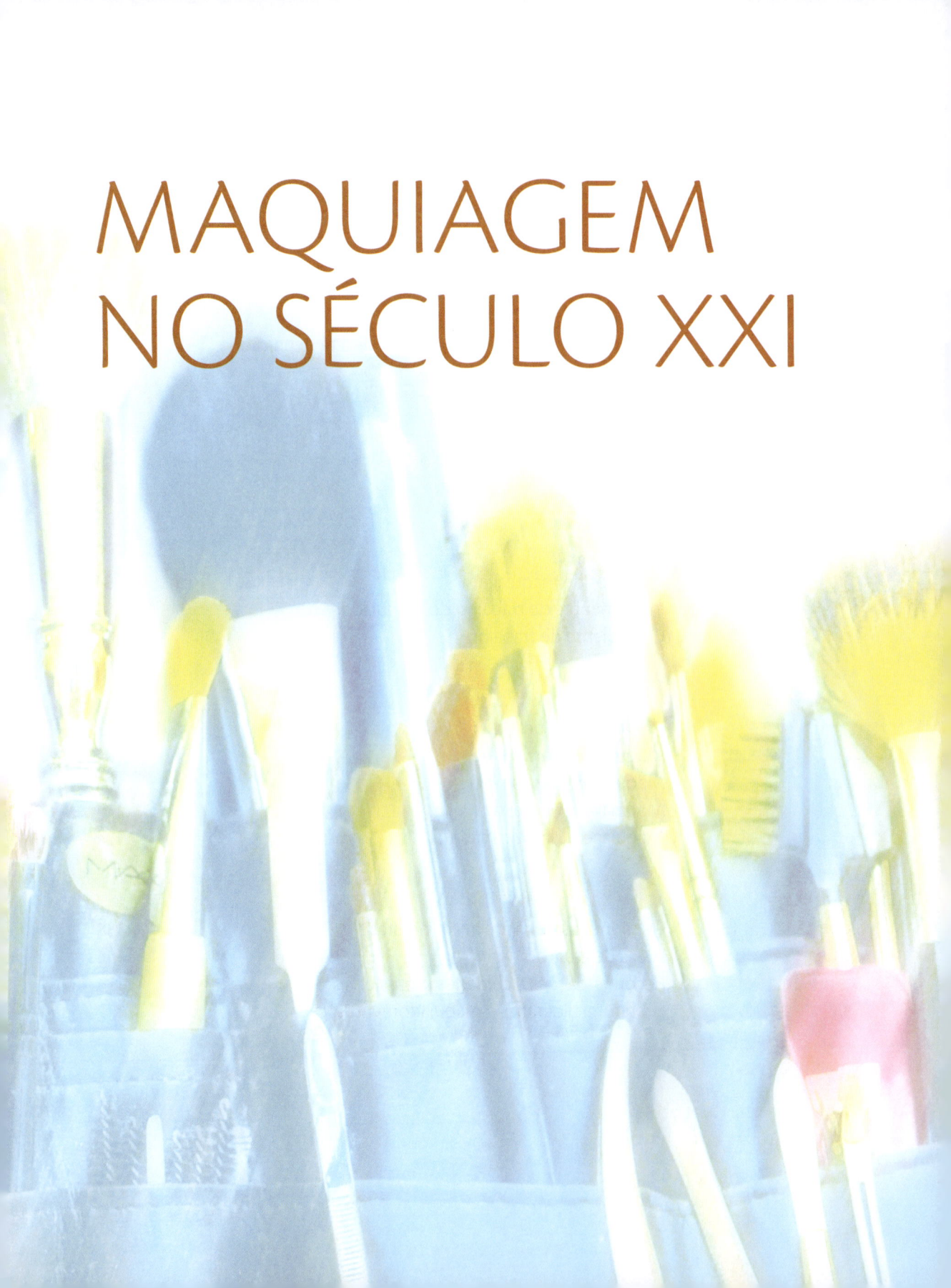

Uma das grandes novidades deste início de século foi a descoberta do valor da maquiagem para o estabelecimento de vínculos afetivos. Esta é uma informação fundamental para o profissional de maquiagem: por meio de seu trabalho, o maquiador poderá facilitar a interação social de seus clientes. Os vínculos afetivos são parte vital da natureza humana. A maquiagem não pode estabelecê-los por si, mas, agora comprovadamente, pode favorecê-los, e muito, e isso lhe confere um papel especial na busca por felicidade e bem-estar social.

A neurociência, que a cada ano promove revoluções em diversas áreas do conhecimento, já demonstra que o contato – por meio dos olhos, das expressões sutis do rosto e dos lábios, do tom de voz – pode estabelecer ou não sensações de confiança entre as pessoas. Diante de uma fisionomia tranquila, acolhedora e bem-humorada, por exemplo, os seres humanos costumam relaxar espontaneamente e fazer vínculos afetivos. Ou seja, sem passar pela consciência, a percepção reconhece aquela pessoa como "amiga", livre de perigos ou ameaças.

A face e seus órgãos vitais dos sentidos (olhos, boca, nariz, ouvidos e pele) têm, portanto, ramificações nervosas, os neuroceptores, que captam, nos outros e no mundo exterior, sinais sutis de possibilidades de vínculos seguros ou de situações de ameaça. Ainda mais revelador do comportamento humano, esse sistema nervoso da face, que só existe nos mamíferos, age diretamente sobre o pulmão e o coração, acalmando todo o corpo ou ativando os sistemas de defesa em casos de perigo.

Esse é o chamado contato face-coração, uma das revolucionárias descobertas científicas do século XXI, que, indiretamente, vem conferir à maquiagem um papel fundamental na busca dos seres humanos pelo bem-estar: o de estimular o estabelecimento de vínculos afetivos seguros para ser feliz. Todos os mamíferos são assim: vivem muito melhor em interação social. Com um rosto mais harmonioso, com aparência tranquila e bem cuidada, graças à maquiagem, esse contato vital será, sem dúvida, muito mais fácil.

Quem apresentou ao mundo esta descoberta do contato face-coração foi o neurocientista americano Stephen Porges, da Universidade de Illinois. Por conta do estresse e dos males que causa ao coração, ao longo do século XX, os pesquisadores internacionais sempre concentraram sua atenção no sistema simpático, o ramo do sistema nervoso autônomo (SNA) que acelera todo o organismo. Poucos davam atenção ao ramo parassimpático, que acalma e, em casos de emergência, paralisa e até mesmo promove desmaios e colapsos para manter a vida.

Porges (2012) decidiu ir além com sua Teoria Polivagal. Ele demonstrou que esse sistema parassimpático que acalma, na verdade, são dois. Um conhecido de todos, que paralisa o organismo, e outro, até então desconhecido, existente só nos mamíferos, que pode acalmar as pessoas por meio da interação social, a partir dos vínculos que promovem esse contato neural entre a face, o coração e o pulmão. Esse nervo vago parassimpático (vago porque vagueia pelo corpo) nasce no tronco cerebral, ramifica-se pela face e vai até os pulmões e o coração. Enquanto o antigo paralisa em situações de medo, este promove a imobilidade sem medo, ou seja, a calma profunda dos amantes seguros ou do bebê que dorme no colo da mãe amorosa.

Dessa forma, o maquiador conquista essa função especialíssima de facilitar e fortalecer os laços sociais e afetivos entre as pessoas, à medida que torna as feições das pessoas mais harmônicas e agradáveis. A Teoria Polivagal de Stephen Porges veio também nos ajudar a tomar consciência e compreender melhor a importância da maquiagem para a interação social segura, para a promoção de vínculos afetivos, para estados de confiança e segurança que promovem saúde e bem-estar. Essa é uma das funções básicas da maquiagem no século XXI, e mais fundamental impossível.

Se a maquiagem foi discriminada no século XIX como um artifício de artistas, prostitutas e boêmios imorais, torna-se agora um recurso muito importante para a interação social. As pessoas que não conse-

guem estabelecer vínculos se isolam e adoecem. E isso também é cientificamente comprovado. Porges esteve no Rio de Janeiro, em 2012, e apresentou pesquisas norte-americanas que relacionam, por exemplo, excesso de botox – que deixa olhares e sorrisos sem rugas, porém paralisados e inexpressivos – com depressão e uso de psicofármacos, decorrentes de inexplicável isolamento social. A explicação é esta: um olhar com dezenas de pés de galinhas e um sorriso amplo com rugas tipo bigode chinês podem ser muito mais cativantes e bem-sucedidos. Esta é a lição da neurociência para a maquiagem. Sua função é expressar o que há de mais humano em nós e favorecer a comunicação com os outros.

Além do novo status concedido pelas descobertas da neurociência, outras transformações vêm mudando os conceitos da maquiagem no início do século XXI. A principal delas foi a introdução de uma estética naturalista exigida pelas novas tecnologias de alta definição de imagem, a high-definition ou HD (na sigla em inglês), que está presente em todas as emissoras de TV brasileiras e também nos equipamentos de cinema, eventos de moda e sociais e até na internet, por meio das câmeras HD de celulares inteligentes. Qualquer um pode acessar uma imagem com perfeita e até exagerada nitidez, e esse é um dos novos desafios do maquiador.

Os avanços da medicina estética também têm um papel importante na construção desse novo conceito de beleza, mais natural e autêntico, que caracteriza a maquiagem no novo século. Os procedimentos estéticos da medicina, aliados à indústria cosmética, garantem rejuvenescimento natural da fisionomia, agora em busca de uma aparência de tranquilidade, descanso e bem-estar, sem os exageros da busca pela juventude que marcaram o século passado.

O objetivo deste livro é apresentar um panorama de todas essas transformações técnicas e estéticas e do mercado de trabalho dos maquiadores, cada vez mais amplo e diversificado, por meio de entrevistas com especialistas, de referências da literatura e da consultoria técnica da maquiadora Carla Barraqui.

O primeiro capítulo mostra como as novas tecnologias em HD modificaram a maquiagem das produções artísticas, exigindo maiores cuidados com a saúde da pele. Para tanto, a dermatologista Maria Paulina Kede e a esteticista Eunice Aguiar revelam os detalhes dessa aliança da maquiagem com a saúde. Não se trata mais de uma aparência saudável, mas da saúde expressando no rosto os seus sinais de tranquilidade interna e de bem-estar geral.

Muitos artistas aplaudem essa nova estética naturalista exigida pelas imagens em HD, entre eles Carla Camurati, atriz, cineasta, diretora de óperas e ex-presidente da Fundação Theatro Municipal do Rio de Janeiro. Ela conta histórias de sua luta contra os excessos de maquiagem, sempre em defesa da autenticidade da pele, para transmitir verdade e comunicação com o público. Ainda nesse capítulo, a coordenadora de figurino do jornalismo da Rede Globo Patrícia Veiga e o coordenador de maquiagem dos telejornais Ronald Perega contam o quanto a maquiagem também mudou nas transmissões da TV.

O segundo capítulo se concentra nas cores e formas. Além de indicar consultas constantes com seus parceiros dermatologistas e esteticistas, o maquiador deve conhecer a harmonia das cores, supervalorizadas na tecnologia em HD. A artista plástica e consultora de imagem Rachel Jordan ensina que o maquiador deve usar conhecimento de colorimetria para decidir quais as tonalidades que combinam com cada tom de pele. A consultora técnica deste livro Carla Barraqui também ensina os segredos das cores, e o maquiador Ronald Perega conta como ele usa a colorimetria para corrigir defeitos que poderiam aparecer nas telas de HD. O maquiador deve conhecer também a geometria da face a fim de ganhar segurança para fazer as correções necessárias e obter um bom resultado na maquiagem.

Se os avanços da medicina garantem que todos os seres humanos viverão cada vez mais e melhor, a indústria cosmética não deixa por menos. É uma das que mais crescem, movimentando bilhões de dólares, euros e reais. Quando a indústria de entretenimento e comunicação apresenta equipamentos em HD, a indústria cosmética já está no mercado com suas linhas especiais para a alta definição de imagens. Por isso, o terceiro capítulo apresenta uma relação atualizada dos produtos, instrumentos e materiais indispensáveis ao trabalho dos maquiadores.

O quarto capítulo traz a maquiagem passo a passo por Carla Barraqui, consultora desta edição. À frente da rede Majestic, na Zona Sul do Rio, Carla Barraqui decidiu se especializar em maquiagem de noivas e em maquiagem social. Ela assina todo o passo a passo da maquiagem, que inclui maquiagem para o dia e para a noite, para pele madura e para noivas, e mostra como criar looks rápidos para olhos. Especialistas em caracterização de personagens e em efeitos especiais, os maquiadores Ulysses Rabelo e Irma Verdugal também foram convidados a apresentar em imagens seus trabalhos, que foram feitos, como os de Carla Barraqui, exclusivamente para este livro. Você terá oportunidade de vê-los no quinto capítulo. Todas as fotos desta edição foram feitas pelo fotógrafo Felipe Lannes.

O quinto e último capítulo destina-se ao mercado de trabalho, cada vez mais diversificado e em expansão. Aqui o maquiador poderá conhecer os caminhos e as recomendações para cada área de atuação, feitas por profissionais bem-sucedidos de todo o Brasil, exclusivamente para este livro. O professor de maquiagem Ulysses Rabelo, maquiador do Theatro Municipal do Rio de Janeiro, por exemplo, ressalta a importância da formação cultural do maquiador que trabalhará com caracterizações. Há décadas ele assina caracterizações para escolas de samba, entre elas a ala dos frankensteins da Unidos da Tijuca, em 2004, que lhe rendeu fama internacional, e recomenda um mergulho profundo em pesquisas sobre história da arte e da pintura.

Já a maquiadora Irma Verdugal conta como sua trajetória como auxiliar de enfermagem no Instituto Médico Legal (IML) de Nova Iguaçu lhe deu base para se tornar uma especialista em efeitos especiais e em maquiagem mortuária. Irma também trabalha em seu ateliê com diversos tipos de maquiagem e já conquistou prêmios de maquiagem social em grandes eventos da área, como a feira Hair Brasil.

A consultora Carla Barraqui apresenta as características específicas do mercado cada vez mais amplo da maquiagem para noivas. Além dos looks para casamentos, o mercado da maquiagem para noivas consolida-se também na maquiagem social e de festas, porque, com a noiva, vêm as mães e noras, as madrinhas, as damas de honra. É nessa vertente que Carla vem construindo sua trajetória profissional, reconhecida também nas produções para editoriais de moda e maquiagem para revistas de noivas e festas.

O artista plástico paranaense Emerson Gonçalves conta como foi trocar os pincéis das tintas a óleo pelos da indústria cosmética em Curitiba, no Paraná. E o ator Cleber de Oliveira fala de como resolveu se profissionalizar a partir dos elogios que recebia pelo make-up do elenco de seus espetáculos. A psicóloga e maquiadora paulista Jane Silva revela como decidiu promover o bem-estar das pessoas por meio da maquiagem, substituindo as sessões de terapia pelo trabalho em seu ateliê, em Recife, Pernambuco. E o maquiador José Eduardo Castro, Dudu Castro, mostra o dia a dia da profissão em salões do Rio de Janeiro. Ainda nesse capítulo, o leitor conhecerá um pouco da história dos pioneiros da maquiagem no Brasil e no mundo e, ainda, dos maquiadores que se tornaram autores de livros de maquiagem, em edições de arte que valorizam a maquiagem ao destacar em belas imagens todo o seu glamour.

Sabemos que, desde os primórdios da civilização, as mulheres recorrem à natureza para reforçar seus poderes de sedução. Estatuetas dos anos 400 a.C., encontradas por historiadores em sítios arqueológicos da Turquia e hoje expostas no Museu do Louvre, em Paris, mostram as mulheres empoando o rosto com pós e blushes babilônicos. As pinturas rupestres dos etruscos, na Itália, mostram mulheres com olhos magicamente delineados, repuxados, lânguidos. Quanto aos cremes, arqueólogos descobriram em Londres um pote de creme de dois mil anos, usado provavelmente pelas antigas romanas.

Nas sociedades primitivas, os homens e as mulheres usavam extratos de plantas e de animais, além de misturas de terras e pedras moídas para pintar o rosto e o corpo e, assim, adorar os deuses, enfeitar-se para festas, marcar a passagem de fases importantes da vida, invocar poderes mágicos e estabelecer hierarquias sociais. No Egito Antigo, a maquiagem evocava os deuses. No teatro milenar japonês, o Kabuki, a pintura no rosto é contundente, reforçando a dramaticidade das histórias. Na Idade Média, a maquiagem chegou a ser condenada pelo clero. As mulheres que se pintavam eram acusadas de não aceitarem a aparência que Deus lhes havia dado, e maquiar-se, portanto, representava um ato de revolta contra as decisões divinas. Nessa época, a maquiagem foi esquecida no Ocidente até a Renascença, embora ainda condenada para as pessoas em geral por suas intenções imorais ou, no mínimo, pouco virtuosas.

Aos poucos, a maquiagem volta a conquistar os ocidentais por meio dos produtos que vinham por navio do Oriente e se consagrou definitivamente com a chegada do cinema e das estrelas de Hollywood. Os avanços tecnológicos do século XXI, no entanto, descartam o pancake e os exageros. A maquiagem adota uma estética mais naturalista e conquista uma função extraordinária na realização da própria natureza humana, ao favorecer o estabelecimento de contatos sociais e vínculos afetivos saudáveis e gratificantes. É bem provável que os antigos já intuíssem os efeitos da maquiagem agora comprovados pela neurociência. A História vem também destacar a importância do profissional da maquiagem ao longo dos tempos e sobretudo hoje, quando o trabalho do profissional maquiador está em alta em função das novas descobertas da neurociência e da consolidação da tecnologia HD.

1

NOVOS CONCEITOS ESTÉTICOS

A PARCERIA DA MAQUIAGEM COM A MEDICINA ESTÉTICA

Uma das primeiras lições que todo maquiador aprende logo no início de sua prática é que a pele saudável é fundamental para o bom resultado da maquiagem. A pele ressecada ou invadida pela acne vai exigir missões, muitas vezes, impossíveis. A nova tendência de uma aparência natural para a maquiagem, portanto, veio apenas ratificar uma prioridade de todo profissional, a de recomendar a seus clientes consultas a dermatologistas e a esteticistas, além de cuidados diários com a pele, com a alimentação, com a saúde em geral, física, emocional e mental.

A dermatologista Maria Paulina Kede confirma a tendência no começo do século XXI para uma reviravolta estética em direção ao naturalismo. A esteticista Eunice Aguiar também valida a aliança indispensável com a saúde da pele para a beleza natural, com ou sem maquiagem.

– A tendência da medicina estética atual, em todos os procedimentos, é de um resultado natural, com um ar de descanso, mas com a pele sempre bem tratada. Hoje todo mundo tem muito medo das caricaturas que resultam do excesso de botox, de preenchimentos e de produtos químicos – comenta Maria Paulina[1].

Os procedimentos estéticos devem, portanto, seguir a tendência naturalista com a intenção de conferir um ar de descanso, ou seja, um rosto tranquilo, em paz, capaz de cativar os outros com sua suavidade, promovendo confiança e vínculos seguros. Para tanto, cuidar da pele é essencial. Mesmo maquiada, a pele saudável está ali, visível e presente. O primeiro passo é reconhecer o tipo de pele: seca, oleosa, "mista", sensível, com tendência à acne; qual o estilo de vida da pessoa e o que se pode fazer para melhorar, evitando o caminho dos supostos milagres.

– Não podemos decretar a uma pessoa que pega sol há 40 anos que nunca mais veja o sol. Temos que remediar esse estilo de vida com produtos e também com tecnologia. Uma pele muito manchada de sol, com muitas sardas, pode ser corrigida facilmente com uma luz pulsada, um laser simples, que dá uma espécie de faxinada naquele rosto. E, em casa, um protocolo de rejuvenescimento simples vai manter a pele saudável – diz Maria Paulina.

Esse protocolo começa com um sabonete de limpeza e, em seguida, com um produto multifuncional. Essa é a grande novidade da medicina estética para a saúde da pele. Não há mais passo a passo para tratamento da pele, mas produtos, personalizados ou não, que têm multifunções:

– Esse conceito veio do Japão, com os chamados BB Creams, que são os Blemish Balm Creams. Eles resultam da demanda das japonesas por uma pele bem clarinha. Elas não suportam peles manchadas, ou queimadas de sol. Logo, essa demanda gerou um novo conceito de creme que tem em sua fórmula um clareador, um rejuvenescedor, um hidratante, um antioxidante e um fotoprotetor. Um creme que dá uma ideia de base para uniformizar a pele, mas sem colorir tanto. Esse conceito foi logo adotado pela indústria cosmética, e agora podemos combater tudo o que queremos com um único produto – explica Paulina.

O conceito japonês logo se adaptou para o Ocidente com versões mais coloridas de cremes multifuncionais, o CC Cream, ou seja, Color Control Cream, que é um BB Cream com cor, funcionando mesmo como uma base. As grandes multinacionais e a indústria brasileira já oferecem suas versões de BB Cream e de CC Cream com veículos diferentes – mais finos, como soros firmadores, ou mais densos como as bases convencionais. E, mais vantajoso ainda, o creme multifuncional pode ser manipulado especialmente para cada tipo de pele. Há ainda os protetores: os DD Creams ou Daily Defense Creams, com autobronzeadores e fotoprotetores.

– Eu mesma levei um tempo para resistir à tendência de meus clientes de trazerem de suas viagens todos os cremes importados e acharem isso o máximo. Podemos fazer um BB Cream aqui com clareadores, hidratantes, antioxidantes e fotoprotetores com dosagens específicas. Podemos variar os rejuvenescedores como os retinoides, a vitamina A, os ácidos retinoico e glicólico, com seus poderes de renovação. Já nos CC Creams, usamos clareadores mais fracos como a hidroquinona ou um retinol encapsulado, que tem aproveitamento maior na fórmula. Os veículos também evoluíram muito. Faço um CC Cream com filtro solar 30 leve e não preciso recorrer às multinacionais – diz.

Maria Paulina lembra que os cremes importados são patenteados com microconcentrações de substâncias que, muitas vezes, não dão resultado algum. As fórmulas personalizadas, no entanto, podem conter concentrações só para estimular o colágeno, o chamado *booster* de colágeno, com polifenóis e a novidade do extrato de caracol, descoberto após o acidente nuclear de Chernobyl. Na época, os russos ficaram sem cicatrizantes para atender o grande número de queimados com o desastre. Estudos sobre a baba do caracol descobriram um poderoso cicatrizante, que se transformou numa fórmula renovadora da pele e estimuladora de colágeno.

Mais importante do que os cremes, a combinação de boa alimentação com exercícios físicos e a determinação de reduzir o estresse diário são as garantias da pele saudável e da boa aparência:

– Nós, dermatologistas, sabemos que o melhor cosmético para a mulher é a felicidade – sentencia.

Com o bem-estar garantido, tratar a pele, retirar as manchas e conferir viço e descanso é bem mais fácil. Por isso, a obsessão pelo exagero pode indicar transtornos dismórficos diversos, para além do mais conhecido, a anorexia nervosa:

– A pessoa usa maquiagem demais, olha no espelho e acha que ainda é pouco. Usa botox demais, preenchimentos demais e acha pouco. São esses tipos de transtornos dismórficos que levam as mulheres a exibir rostos plastificados, seios enormes, cabelos escorridos. A busca desesperada pela juventude leva à depressão e a um isolamento, porque um rosto mascarado não faz vínculos. Uma fisionomia pesada estará sempre longe da beleza e da saúde, que são inseparáveis – afirma.

Para a esteticista Eunice Aguiar, o estresse é o pior inimigo da saúde da pele em particular e do corpo em geral. Até uma noiva feliz, às vésperas da festa do casamento, pode alterar seu sistema imunológico e produzir excesso de oleosidade na pele e espinhas. Todas as nossas células têm memórias do que experimentamos na vida, e a pele, como nosso maior órgão de contato com o mundo externo, expressa as agressões que vêm de fora, mas também as que vêm de emoções negativas, traumas ou simples aborrecimentos. Cabe à esteticista, então, preparar essa pele estressada para a maquiagem com higiene e hidratação profunda, além de uma boa drenagem linfática, aliada a produtos que devolvem o viço e fazem uma espécie de lifting relâmpago.

– Felizmente, o conceito de saúde em primeiro lugar, que aprendi há décadas em Paris, está também consolidado aqui no Brasil. Para a saúde da pele, o primeiro passo é a higiene diária e profunda. Isso envolve emulsões de limpeza, tônicos e filtro solar. Isso é para todos. A partir dos 35 anos, podemos cuidar do contorno dos olhos com produtos nutritivos específicos. Dormir bem, ter uma alimentação saudável e beber água o suficiente também são condições para evitar um olhar abatido ou uma fisionomia pesada pelo cansaço. Se estamos falando de saúde, estaremos falando sempre de leveza e vigor – afirma Eunice[2].

Eunice recomenda que o cuidado com a saúde da pele se estenda especialmente à escolha dos produtos, tanto para a higiene e a nutrição quanto para a maquiagem. Todos devem ter o selo da Agência Nacional de Vigilância Sanitária (Anvisa) e o registro do Cadastro Nacional da Pessoa Jurídica (CNPJ) da empresa responsável, para evitar produtos que incluam substância cancerígena de procedência desconhecida, ainda que importados.

– É aconselhável dar preferência a produtos naturais e orgânicos, sem substâncias nocivas em suas fórmulas. É bom lembrar que a pele, como o maior órgão do corpo humano, guarda nossa história e reage ao primeiro sinal de que algo não vai bem, de que estamos passando por algum estresse. As consultas periódicas ao dermatologista e ao esteticista são fundamentais – diz Eunice Aguiar.

A DEFESA DA ESTÉTICA NATURALISTA

Desde os 20 anos de idade, quando estreava como atriz nas novelas da Rede Globo, na década de 1980, Carla Camurati fugia dos maquiadores. Ela odiava se ver mascarada por pancakes, blushes, sombras e olhos negros. Ela levava seu próprio kit e, pelos cantos dos espelhos, tentava evitar sozinha a maquiagem "oficial" das novelas da época. Hoje, depois de muitas óperas e filmes no currículo, entre eles *Carlota Joaquina, a princesa do Brasil*, de 1995, que inaugurou a retomada do cinema brasileiro com um milhão e meio de espectadores, Carla Camurati acha "muito engraçado" que as novas tecnologias de HD na televisão venham justamente validar a estética naturalista, pela qual tanto lutou.

– Acho engraçado porque para mim isso sempre foi uma verdade absoluta. Comecei como atriz com a minha maquiagenzinha. Eu escorregava do Eric (Eric Rzepecki, maquiador da Rede Globo à época),

não para ofendê-lo, mas porque sempre achei mais bonito o rosto com menos maquiagem, em todos os sentidos. Tudo o que eu faço tem uma pele natural, e essa verdade faz toda a diferença. Todo mundo hoje já percebe que essa caracterização exagerada, que tínhamos até como conceito de moda, passou. Menos é mais – declara Carla[3].

Até mesmo nas caracterizações de óperas que dirigiu, como *Madame Butterfly* de Puccini (1999); *Carmen* de Bizet (2001); do balé *Romeu e Julieta* e do filme *Irma Vap, o retorno*, em que os atores Ney Latorraca e Marco Nanini "viravam" mulheres, Carla Camurati sempre evitou que seus personagens "perdessem o rosto" com máscaras de pancake, apesar da necessidade de suas caracterizações.

– Há dois tipos de maquiagem. A maquiagem de caracterização precisa ser pesada. Para fazer uma cantora lírica normal virar uma japonesa em Madame Butterfly, *é preciso um peso na maquiagem. É quase um efeito especial. Já a maquiagem que faz parte da dramaturgia precisa de veracidade. É nesse sentido que sempre defendi a pele. Você não pode perder o tônus, a sua expressão, porque assim tudo se quebra. Se você faz uma maquiagem pesada, em duas horas de trabalho ficará com um rosto horroroso e perderá a veracidade* – explica.

Para a diretora, a expressão operística já é muito espetacular, e, se a caracterização é necessária, Carla Camurati prefere realçar os olhos entre outros instrumentos de comunicação, mas sempre salva a pele dos personagens.

– A pele é importante porque empresta uma verdade muito interessante à dramaturgia. Fizemos um Romeu e Julieta, *por exemplo, que era uma delicadeza, quase uma maquiagem cinematográfica, apesar de estarmos em um palco. Ampliamos um pouco a relação com os olhos, para que os olhos ficassem mais abertos, sem o exagero do pancake, da base, do pó. A veracidade facilita o vínculo com o espectador. O público*

vê ali uma pessoa, confia e acredita nela. É diferente de ver uma pessoa carregada de pancake e pó fingindo naturalidade. Não tem a verdade que capta o espectador – afirma ela.

Esse conceito está até em caracterizações que Carla Camurati considera necessariamente pesadas, como as do filme *Irma Vap*. Marco Nanini e Ney Latorraca tornam-se mulheres, mas há uma pele natural nos dois. Uma estética naturalista em um trabalho de comédia, que se pode constatar também no filme *Carlota Joaquina*, uma comédia de época, com caracterizações e pouca maquiagem.

– No Carlota Joaquina praticamente não há maquiagem, porque não deixei ninguém fazer nada pesado. E aquilo dá uma verdade incrível ao filme. O filme é toda uma mentira muito acentuada, com uma linguagem lúdica. O que a gente vê em Carlota é a imaginação de uma menina de 10 anos que está ouvindo aquela história. Nada é mais irreal do que um escocês contando para uma sobrinha a história de um país distante. É muito saboroso, e temos muita caracterização: perucas, tártaro nos dentes de Marieta Severo, dentes todos feitos de pérolas – conta Carla.

Tudo isso não significa que Carla Camurati não goste de maquiagem. Ao contrário, ela comenta que sabe maquiar muito bem, como a maioria das atrizes, principalmente as de teatro, que nem sempre podem contar com um maquiador diário, para cada encenação do espetáculo.

– A diferença é que eu sempre busquei fazer uma maquiagem que parece que você não está maquiada. Você olha para a pessoa e ela não está maquiada, mas está! Por exemplo, se tiver uma olheira, eu tiro só a olheira da parte debaixo. Em cima do olho ficará a olheira, porque dará maior profundidade àquele olho que já está assim. Entendo muito de maquiagem porque primeiro aprendi a maquiar o meu rosto até convencer os maquiadores da TV que eu mesma podia fazer a minha maquiagem – explica a cineasta.

Apesar de saudar a tecnologia HD por reforçar a sua concepção estética, Carla Camurati considera também o HD "muito cruel" para os atores e jornalistas que têm a sua imagem veiculada em foto e vídeo:

– Por oferecer imagens muito precisas, o HD não requer tanta luz. Assim, uma câmera HD é muito prática. Para a alta definição, ela é muito boa. É muito precisa, muito verdadeira, mas é mais verdadeira que a realidade que vemos. O olho humano não vê em HD, e o HD nos castiga ao exibir com tanta precisão tantas imperfeições. Nós vemos melhor sem HD. O nosso olho vê de maneira semelhante à retina do cinema, a seu número de linhas. Tem menos foco. Tanto que a TV já está usando equipamentos especiais que têm duas texturas, filtros que amenizam o HD com uma textura linda, que alivia o foco excessivo. Mas no jornalismo ao vivo ainda não pode ser feito assim.

Por fim, Carla Camurati revela sua teoria, muito pessoal, de que uma pessoa constantemente maquiada acaba se tornando outra pessoa e não se reconhece mais:

– Tem pessoas que se olham no espelho sem maquiagem e veem outra pessoa. É terrível para elas, e isso vira uma loucura, uma crise de identidade. Portanto, eu acho que é melhor você se acostumar com sua cara. E gostar dela, porque é com ela que você vai encantar os outros.

A MAQUIAGEM E A REVOLUÇÃO DA TV DE ALTA DEFINIÇÃO

No fim dos anos 1990, a televisão de alta definição ou a HDTV (sigla em inglês para high-definition television) foi lançada nos Estados Unidos. Este sistema de transmissão com resolução de tela muito superior à dos formatos tradicionais rapidamente chegou ao Brasil, país mundialmente conhecido não apenas pela alegria do carnaval, pela excelência do futebol e da escola de cirurgia plástica de Ivo Pitanguy, mas pelas premiadas produções de séries e novelas da Rede Globo, exibidas em todo o mundo.

Não é de se estranhar, portanto, que o Brasil tenha sido um dos poucos países emergentes em que emissoras e indústrias de equipamentos investiram em pesquisas para avaliar a eficiência do sistema digital de transmissão e recepção de sinais que permite a exibição em alta definição. O antigo sistema analógico se viu com os dias contados quando, em 2007, a transmissão digital chegou ao Brasil, e, a cada ano, novos aparelhos de TV digital se sofisticam. Hoje todas as emissoras de televisão brasileiras já têm programação em HD.

Foi justamente no começo dessa transição que a Rede Globo convidou a jornalista Patrícia Veiga, então coordenadora de moda do Caderno Ela, do jornal *O Globo*, para assumir o desafio de adaptar o look dos jornalistas de todo o país às exigências técnicas do HD. As imagens mais nítidas determinaram de imediato uma grande revolução nas técnicas de maquiagem para a TV – do jornalismo ao vivo às produções de ficção.

Patrícia Veiga chegou nesse momento de transição, e o primeiro passo foi avaliar um grande número de marcas e os novos produtos específi-

cos para a tecnologia HD. A primeira grande lição pode ser sintetizada em uma palavra: leveza.

– Toda a ideia é a leveza. Isso obriga o maquiador a fazer um trabalho de mais qualidade. A estética geral deu uma arrefecida. A tecnologia em HD pede mais suavidade, imagens mais naturalistas, sem sombras muito fortes nem olhos muito marcados. Tudo é mais leve, mais esfumado – comenta Patrícia Veiga[4], que prefere definir sua função mais como de coordenação de figurino do que de moda, porque o HD a obriga a avaliar também a textura dos tecidos, que não podem parecer amassados, e o corte das roupas, que jamais podem ser justas, um desastre em alta definição.

As experiências em HD foram mostrando também que a técnica do maquiador deveria mudar. Basicamente, a forma de passar os produtos muda: os movimentos das cerdas dos pincéis passam a ser circulares, e os produtos devem ser usados em poucas camadas. O maquiador não arrasta mais um pincel pelo rosto, mas aplica o produto em movimentos circulares, do contrário a "trilha" feita pelas cerdas do pincel aparecerá na tela da TV.

– Nós temos que buscar leveza com movimentos circulares do pincel ou de uma esponjinha especial para HD, que tem forma de gota ou de amêndoa, que preencha a pele com o produto, e não mais espalhe o produto sobre ela. O pixel do HD lê em pontos. A técnica não mudou muito do que sempre foi ensinado, mas agora tudo é compressão sobre a pele, e não esfregão. O movimento circular é para o blush e para a base, mas sempre pressionando para cobrir a pele, e não espalhando o produto – diz Patrícia.

Até o brilho de rostos suados precisa ser retirado com mais suavidade. E a indústria cosmética já atende essa necessidade com uma produção de pós brancos que retiram brilho excessivo dos rostos sem desfazer a maquiagem. Não se trata apenas de técnicas e produtos. A saúde da pele torna-se primordial. A tecnologia em HD mostra todos os detalhes de um rosto, e, portanto, a pele deve estar muito bem cuidada, ou seja, hidratada e nutrida.

– *Não podemos ficar botando reboco em tudo, porque vai aparecer. A imagem em HD de uma pele com muitas camadas de base é a de uma pele quebrada, com rachaduras. Não se pode botar muita coisa na pele, porque tudo vai aparecer. Fora isso, as imagens são mais alaranjadas, mais coloridas, as pessoas parecem mais queimadas de praia. É claro que há um rosto que precisa de mais cobertura, um olho que precisa de maior reforço. Faço esse trabalho de corrigir os defeitos sem perder a naturalidade* – explica Patrícia Veiga.

Essa tecnologia desafia o talento do maquiador. Ele tem que adquirir maestria, por exemplo, para trabalhar com peles mais velhas, cujos relevos das coberturas ficam muito mais visíveis. Outra batalha é esconder as manchas de sol e as peles ressecadas ou oleosas demais. Um minúsculo comedão ficará enorme na tela em HD. Um cortezinho na hora do apresentador fazer a barba pode ser muito difícil de esconder.

– *O HD é um marco que mudou muito a estética do telejornalismo. Fiz várias viagens pelo Brasil para falar de roupa e maquiagem pós-HD nas sucursais da Globo e afiliadas. Nada pode ficar pesado, qualquer coisinha aparece. É um aprendizado para todos. A pior coisa na TV é você ver um rosto todo deformado, uma roupa justa que fica supervulgar, porque a TV engorda e nada pode ser justo. Tem roupas maravilhosas que não caem bem na tela, enquanto outras roupas são, digamos, fotogênicas. Temos sempre que buscar produtos que possam fazer uma diferença. A busca por produtos é eterna* – diz Patrícia.

A onda da estética naturalista não tem impacto apenas nos rostos dos repórteres e apresentadores da casa. No telejornalismo da Globo e da GloboNews, por exemplo, são dezenas de convidados diários que precisam passar pelos maquiadores da emissora. Antes do HD, nos anos 1990, o maquiador Ronald Perega dava conta sozinho da pele e dos cabelos de todo o telejornalismo.

Agora, ele coordena uma equipe de sete maquiadores que, na maioria dos dias da semana, dependendo do número de convidados, estão em produção industrial *full time*, com um mínimo de cinco maquiagens e cabelos por dia e rapidamente, para entrar ao vivo, quando for preciso. Todos fazem cabelo e maquiagem ao mesmo tempo, ao contrário das produções de ficção, que têm quadros distintos de maquiadores e cabeleireiros.

Os homens também entram na fila da maquiagem, mas apenas para alguns retoques. Para eles, a indicação, além dos cuidados com a pele, é manter os cabelos e a barba limpos e bem cortados. O básico é apenas um pó, com cuidado para os que usam lentes de contato, sem exagerar nas camadas para evitar o efeito artificial. Para os lábios masculinos, nada de batons, apenas hidratantes.

Ronald Perega destaca que, apesar de o resultado em HD exigir naturalidade, isso não significa que qualquer pele vá parecer natural. Tudo dependerá da idade, da quantidade de manchas. E, se essas forem muitas, não podem ser cobertas com leveza. É preciso associar o produto mais adequado ou caprichar no número de camadas.

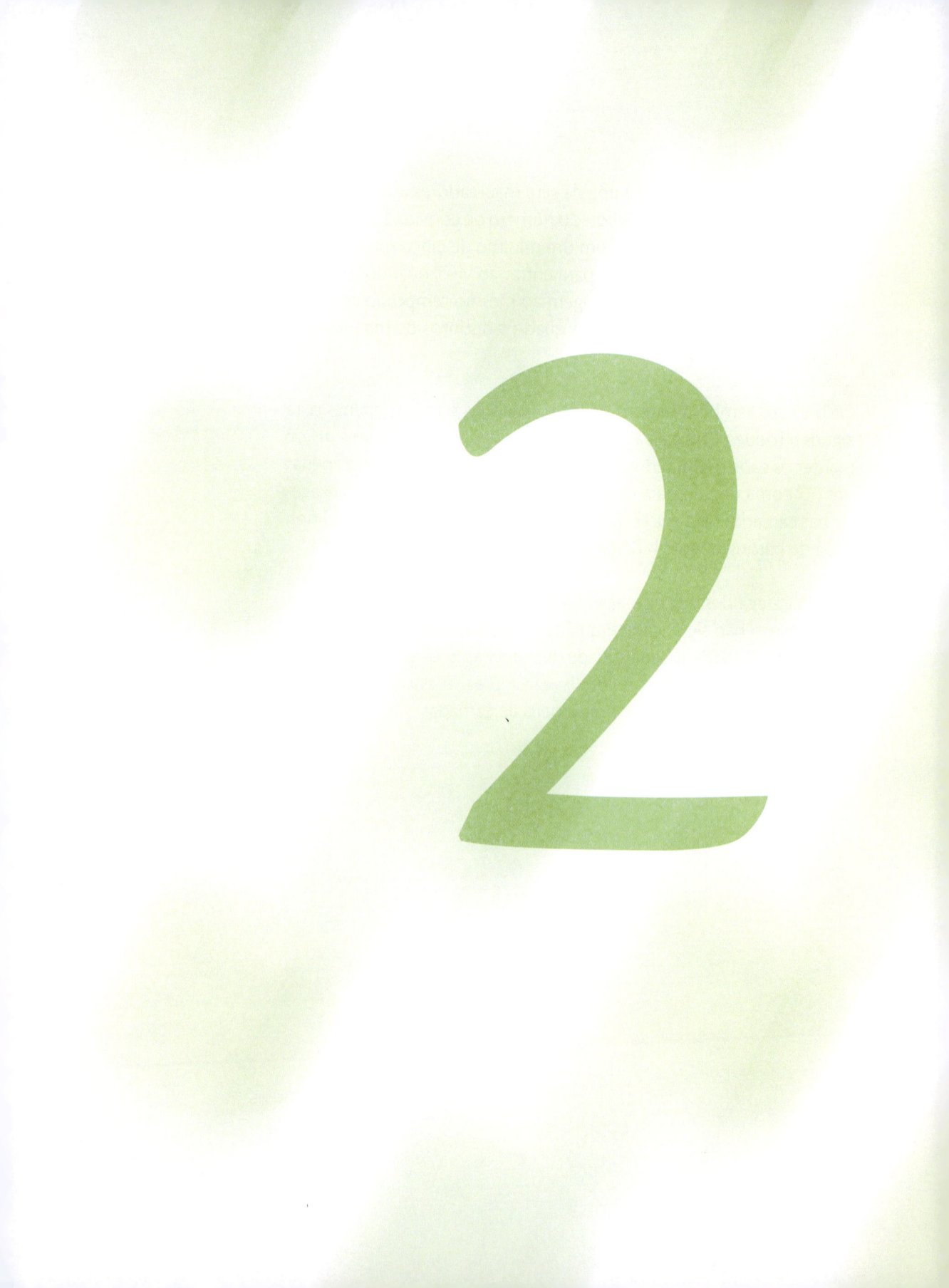

TIPOS DE ROSTO E TONS DE PELE

HARMONIA DAS CORES

A estética naturalista deste início de século traz suas cores. Não há uma cor da moda a ser usada por todas as pessoas. Ao contrário, a estética naturalista impõe que cada um encontre a sua cor própria, ou seja, aquela que mais combina com seu tipo de pele, cabelo e estilo de vida. Já existem, inclusive, profissionais dedicados a orientar seus clientes em relação às cores que lhes ficam bem.

A artista plástica e consultora de imagem Rachel Jordan tem as cores como seu principal instrumento de trabalho para ajudar as pessoas a alcançar mais coerência entre o que são e a imagem que costumam passar para os outros. Sua clientela é composta em sua maioria por mulheres do Rio e de São Paulo, como, por exemplo, executivas que querem passar uma imagem de força e determinação, mas, na maneira de se vestir, de usar a maquiagem, nas cores escolhidas transmitem a aparência de uma pessoa dura e pesada.

Tudo isso pode se resolver com uma mudança de tom, e as explicações de Rachel Jordan sobre a cartela de cores mais adequada para cada tonalidade de pele podem orientar o maquiador antes de decidir o que fazer. A cor certa ajudará a pessoa a transmitir uma imagem positiva, seja qual for sua cartela, na medida em que as cores usadas no rosto e do colo para cima estiverem em harmonia com seu subtom de pele.

Segundo Rachel Jordan, as relações harmônicas entre as cores e os subtons de pele começaram a ser constatadas na Bauhaus, escola de design, arte e arquitetura fundada na Alemanha por Walter Gropius, que influenciou artistas e arquitetos em todo o mundo, entre eles Le Corbusier e o brasileiro Oscar Niemeyer. Lá, no começo do século XX, o professor Johannes Itten percebeu que, frequentemente, os alunos tinham preferência por cores que complementavam sua coloração pessoal. Ele pedia desenhos com cores e percebia que as obras apresenta-das tinham uma relação harmônica com o subtom de pele de cada um.

Mas o que é o subtom de pele? Não tem a ver com a cor da pele, nem com etnia, mas com substâncias que dão a coloração do "fundo" da pele, tais como a melanina, que se divide em fenomelanina, que dá pigmentos amarelos e avermelhados; a eumelanina, que acentua os tons marrons e pretos; e o caroteno, que vai determinar a quantidade de tom laranja de cada pele. Influem também na coloração da pele a quantidade de gordura existente e as veias e capilares presentes no corpo. O maquiador deve estar atento a essas tonalidades e avaliar por meio de testes, caso a caso, os produtos que devem ser utilizados.

– Para trabalhar com as cores, devemos saber que elas também se di-videm segundo três características, que são a temperatura – quentes ou frias; a intensidade – vivas ou suaves; ou a profundidade – claras ou escuras. Com essas descobertas, fashionistas do começo do século pas-sado dividiram os subtons de pele de acordo com as quatro estações da natureza, primavera, verão, outono e inverno. Por quê? Porque cada subtom de pele tem características que combinam com as característi-cas da estação. Por exemplo, o outono tem cores terrosas, mais quentes, fechadas ou escuras – explica Rachel[5].

Dessa forma, segundo os tons que apresentam, as estações quentes serão o outono e a primavera. Nessas estações, as cores possuem mais pigmentação amarela em sua composição. Por estranho que pareça, o verão e o inverno serão estações de tons frios, com cores mais azula-das. A diferença é que o verão terá cores frias, porém claras e suaves; e o inverno, tons frios, porém escuros e intensos. Ninguém deve se tornar, por isso, monocromático. Todas as pessoas podem usar todas as cores, do amarelo ao rosa, do azul ao preto, mas de acordo com a intensidade, temperatura e profundidade mais adequadas. O resulta-do da combinação certa é sempre a harmonia.

– Uma pele muito clarinha, de pigmentos mais frios, deve saber que vai ficar melhor com tons mais frios, do batom ao blush e até esmalte, embora esse último não interfira muito, pois está longe do rosto. Um tom de batom vermelho pode deixar uma fisionomia pesada e com aparência de abatida. Isso não significa que essa pessoa não deva usar um batom vermelho, mas sim a cor vermelha com outra intensidade, que será a mais harmônica com o seu subtom de pele. Ainda que não seja um especialista em consultoria de imagem, o maquiador deve desenvolver sua sensibilidade para perceber essa harmonia sutil e saber quem ficará melhor com um olho forte, marcado, e quem ficará melhor com um olhar mais suave. Os tons mais frios, por exemplo, pedem blushes mais pinks; os tons quentes, mais terrosos, bronze, amarelados. As maquiagens mais sofisticadas já trazem no rótulo embaixo do produto a letra W (de Warm, tons mornos quentes) ou C (de Cool, mais frios) – ensina Rachel.

Rachel Jordan faz sua consultoria de imagem com a cliente à frente do espelho, com uma luz natural do dia ou especial, totalmente sem maquiagem, isolando o cabelo com uma faixa e a roupa com uma capa. Aos poucos, vai colocando sobre o colo da cliente pedaços de tecidos de diferentes cores, intensidades, texturas, temperaturas. Cada tecido influi na aparência, na iluminação da pele e dos olhos, na sensação de bem-estar, na identificação, ou seja, na harmonia.

– O resultado é impressionante. As cores são uma moldura para nosso rosto e nunca devem aparecer nem chamar mais a atenção do que ele. Há pessoas que adoram laranja, mas quando usam ficam com a fisionomia abatida com a pele alaranjada. Muitas vezes, marcas de expressão são acentuadas simplesmente por usarmos a cor errada. Nesse caso, é melhor usar laranja na bolsa, nos sapatos, nos acessórios, nunca do tronco para cima. As cores certas valorizam nosso rosto enquanto as cores erradas sugam nossa coloração pessoal e transmitem peso. Isso vale também para o tom dos cabelos. Hoje, no mundo das louras, um tom mais para o champanhe pode mudar a vida de quem usava um tom louro forró – conta Rachel.

COMBINAÇÃO DE CORES

A miscigenação do planeta e, especialmente, do Brasil, traz a boa notícia de que a maioria da população tem pele neutra, o que permite mais criatividade na escolha das cores e da maquiagem adequada. Hoje dois terços da população, segundo Rachel Jordan, já não possuem subtons de pele tão precisos, e isso dá maior liberdade de ação ao maquiador.

– Qualquer tonalidade de cor pode ser usada em qualquer rosto desde que haja harmonia. O rosa, por exemplo, não é de uso exclusivo das louras só porque lhes cai bem. Pode ser usado também pelas morenas, de maneira mais suave ou intensa, dependendo do equilíbrio geral das cores no rosto. Para que um batom rosa não fique apagado nos lábios da pele negra, pode-se escurecê-los com lápis preto ou marrom antes de aplicar o batom. Isso dará outra vida aos lábios. Contrastes também provocam um efeito interessante na maquiagem, mas isso exige combinação entre as cores quentes e frias – explica Rachel Jordan.

Qualquer que seja o tom de pele, no entanto, para Rachel Jordan há uma regra básica. Há cores que envelhecem, especialmente a pele mais madura, caso em que se deve evitar os tons azuis e verdes nos olhos. Não há cores rejuvenescedoras, mas, segundo Rachel, as cores terrosas, do marrom ao bege, em geral são mais adequadas para as peles maduras do que o rosa, o azul ou o verde.

A maquiadora Carla Barraqui também defende o uso de quase todas as cores para todos os tons de pele. A intensidade da cor é que vai definir a escolha, a partir do tom predominante da pele. Existem mulheres com os pigmentos amarelos mais intensos em sua pele (japonesas), outras com predomínio dos esverdeados (mulheres árabes) e ainda aquelas que apresentam um pigmento marrom avermelhado mais intenso (mulheres de regiões desérticas). Na maioria das brasileiras, as tonalidades de pele são muito parecidas, e as nuances verdes e amarelas não predominam. Pode-se assim usar azul ou verde em todas as mulheres.

Ela recomenda cores mais fechadas e intensas, como azul-escuro, verde-musgo, violetas fechados, berinjela, ocre, dourados fechados, para mulheres morenas e negras. E cores abertas, vivas, como os tons de rosa, azuis e verdes-claros, dourados e platinados, para mulheres de pele clara. Para as mulheres de pele mais amarela, são recomendadas as cores de média intensidade mescladas com laranjas para aquecer. Em mulheres com pele mais avermelhada e com sardas, os tons de marrom, segundo Carla Barraqui, fazem uma bela e harmoniosa cobertura.

Antes de ousar qualquer combinação de cores, porém, o fundamental para o maquiador é conhecer bem a classificação das cores para buscar a harmonia em suas combinações. O maquiador Ronald Perega comenta que só quando dominou os conhecimentos básicos sobre colorimetria conseguiu segurança para usar a cor adequada para cada tipo de rosto e para a correção de cada tom de mancha ou de imperfeições na pele.

O primeiro passo é conhecer as cores primárias: amarelo, azul e vermelho. Elas se chamam primárias porque são as cores básicas que deram origem a todas as outras cores. Misturando essas cores primárias, teremos as cores secundárias: amarelo com o azul dará origem ao verde. Amarelo com vermelho dará laranja. Já a mistura de azul com vermelho resultará no roxo. Essas três cores, verde, laranja e roxo, são chamadas cores secundárias, pois são produto da mistura de duas cores primárias.

O maquiador também precisa conhecer as cores complementares. É fácil identificar as cores complementares de uma cor primária: elas são formadas pela mistura das outras duas cores. Por exemplo, a complementar do azul é a mistura de vermelho com amarelo, ou seja, la-

ranja. Para Ronald Perega, o segredo para compreender bem a complementaridade das cores é o estudo. Com essas informações sobre as cores básicas e suas complementaridades bem assimiladas, o maquiador pode fazer um trabalho bem preciso.

– Se a pessoa tem uma mancha verde no rosto, vamos ter que trabalhar com as outras cores básicas: amarelo, azul e vermelho. Se eu juntar amarelo e azul, dará verde. Logo, tenho que trabalhar com o vermelho, porque o que falta naquele rosto é a cor complementar. O mesmo vale para manchas amarelas, azuis ou vermelhas – explica Perega[6].

Esse conhecimento de colorimetria é muito importante para corrigir manchas e defeitos no rosto. Perega recomenda que o maquiador mantenha atualizados os seus conhecimentos sobre colorimetria e suas escalas de cores – a chamada estrela de Oswald, que sistematizou graficamente as combinações de cores primárias e secundárias. Isso permitirá que o maquiador obtenha melhores resultados em seu trabalho.

– Se eu tiver um rosto com tom de base vermelha, tenho que usar alguma coisa verde, que é o conjunto de amarelo e azul. Vamos neutralizar aquela cor com mais camadas. A neutralização vai muito para o marrom. Se eu jogar muito amarelo nessa mistura, vou ter um marrom amarelado. Se eu jogar vermelho, um marrom avermelhado. Azul, um marrom azulado. A proporção tem que ser precisa para um resultado final homogêneo e perfeito. O maquiador tem obrigação de saber jogar com as cores e com todas as suas variações – declara Perega.

Desse modo, o laranja combinará com o vermelho e com o amarelo, já que existe um pouco de cada um deles no laranja. O tom de laranja dependerá da proporção de vermelho e amarelo que ele contém. Mais vermelho resultará em um laranja mais escuro, e mais amarelo resultará em um laranja mais claro. A mistura com o preto e o branco, chamadas de cores neutras, também interferirá na cor. Um vermelho com um pouco de preto ficará mais escuro e, com um pouco de branco, mais claro.

Os looks podem ser construídos com harmonia monocromática (variações de intensidade no mesmo tom de cor) com acerto garantido, apesar de menor impacto visual. Ou com harmonia análoga (combinação de uma cor primária e duas secundárias próximas). Essa combinação é simples, mas causa maior impacto visual.

Esses princípios são válidos também para as bases. O maquiador pode clarear e escurecer a base para encontrar a tonalidade certa para determinado tipo de pele, desde que as bases sejam da mesma marca. Não é aconselhável misturar produtos de dois fabricantes. A combinação de tons claros e escuros também pode ajudar a corrigir imperfeições e esconder defeitos da pele e do rosto, como veremos no tópico a seguir. Aqui a regra básica é que o claro ilumina e expande e o escuro fecha e reduz.

GEOMETRIA DA FACE

A análise da geometria do rosto é fundamental antes de qualquer maquiagem. É preciso reconhecer o tipo de rosto que será trabalhado, o que há de imperfeição para ser camuflado, o que há de especial para ser valorizado. A finalidade da maquiagem é realçar os mais belos traços da identidade de cada um.

Desde a Grécia Antiga, os seres humanos criam teorias matemáticas da beleza perfeita. O padrão de um rosto bonito leva em conta, principalmente, sua simetria. Sabe-se que um lado do rosto não é exatamente igual ao outro. A genética deu aos humanos a semelhança de dois olhos, um nariz e uma boca, mas também diferenças radicais que os distinguem uns dos outros. Ninguém é igual a ninguém.

A maquiagem guia-se por "pontos passivos" e "pontos ativos", que indicam o que valorizar e o que esconder em busca da harmonia e da beleza. A maquiagem precisa respeitar a ossatura do rosto, os tecidos e a gordura que preenchem o esqueleto único de cada um, marcando a individualidade.

Pontos passivos · Correspondem à testa, ao nariz, ao queixo e à papada. Os pontos passivos, como são áreas de correção, podem ser escondidos quando se lança mão de certos truques. Uma testa muito larga pode ser disfarçada com o cabelo ou apenas com um jogo de luz e sombra: o jogo do claro e do escuro.

Pontos ativos · São aqueles que dão o colorido bonito da maquiagem: olhos, maçãs do rosto e boca. Precisam estar permanentemente em harmonia.

A teoria dos pontos ativos e passivos trata do visual em sua aparência integral e não visa apenas à correção de alguns "defeitos", como olhos saltados ou fundos. Para esses casos, existem técnicas que aprenderemos mais adiante.

Para verificar a geometria do rosto, é preciso definir o tipo de rosto, de olhos e de boca conjuntamente. Perceber isso é básico para iniciar a correção. Veremos a seguir as dicas para colocar diversos truques em prática.

UM TRAÇADO
DE LINHAS E ÂNGULOS

A proporção, a simetria, a geometria e a harmonia das linhas da face são as chaves para a concepção de um estilo particular de beleza. As medidas do rosto têm princípios simples, embora a explicação possa parecer confusa. Acompanhe nos desenhos.

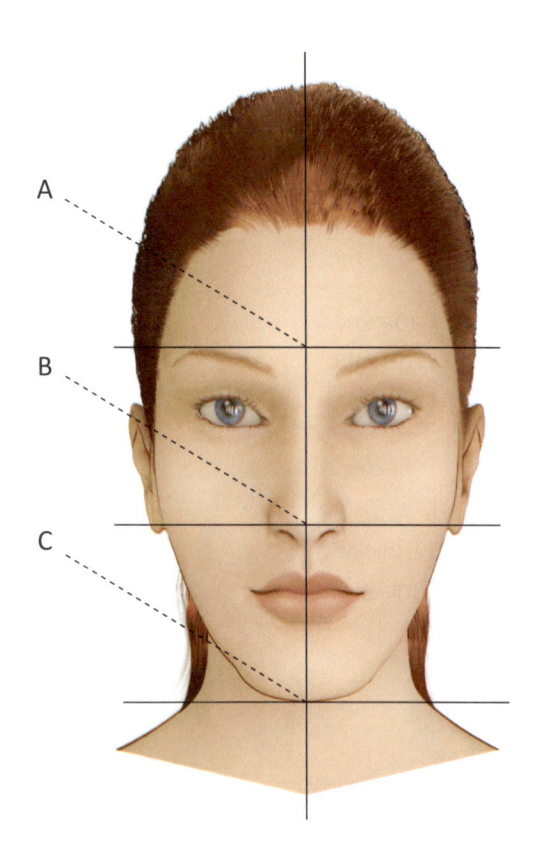

A altura do rosto, por exemplo, é de três narizes. A testa ou o terço superior deve ter a mesma altura que o nariz, da ponta até o começo dos olhos, que, por sua vez, deve ter altura idêntica ao terço inferior do rosto, da ponta do nariz até o queixo. Já a distância entre os olhos deve ser a de um olho.

A classificação dos formatos de rosto é feita a partir do traçado de linhas e ângulos imaginários. Esse traçado ajuda a criar a proporção na hora de maquiar.

LINHAS

As linhas básicas dividem o rosto por seu comprimento e sua largura. Elas se cruzam na testa, um pouco acima das sobrancelhas (A); na ponta do nariz (B); e do queixo (C). A altura entre as horizontais deve ser a mesma. Já a linha vertical serve para definir a distância exata entre as sobrancelhas, entre as abas do nariz e entre os cantos da boca.

ÂNGULOS

Os ângulos são traçados a partir das linhas mestras mencionadas, que dão equilíbrio entre os pontos mais importantes do rosto – queixo, boca, nariz e testa –, indicando a linha dos olhos, das sobrancelhas e dos lábios. Os ângulos servem de orientação para valorizar e corrigir o rosto na hora da maquiagem.

Um ângulo primário, por exemplo, é o que vai do centro da boca até o fim da sobrancelha, passando pelo fim da aba do nariz. Ele indica a área das maçãs do rosto que deve ser valorizada ou escondida pelo blush. Esse ângulo também é utilizado para delimitar o fim da sobrancelha (veja mais detalhes no item "Desenho das sobrancelhas", na p. 44).

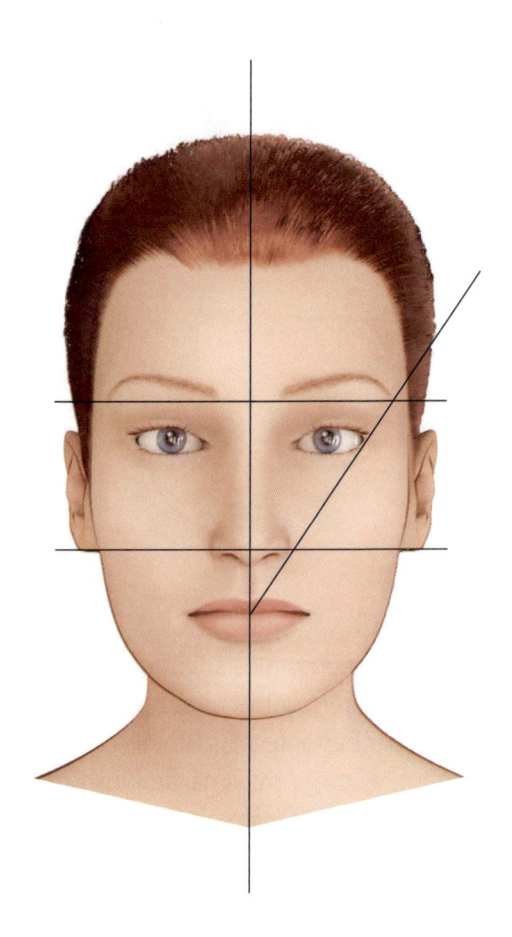

FORMATOS DE ROSTO

ROSTO OVAL

É o formato considerado de proporções harmônicas. Nesse caso, não há correções a serem feitas. A maquiagem deve simplesmente valorizá-lo.

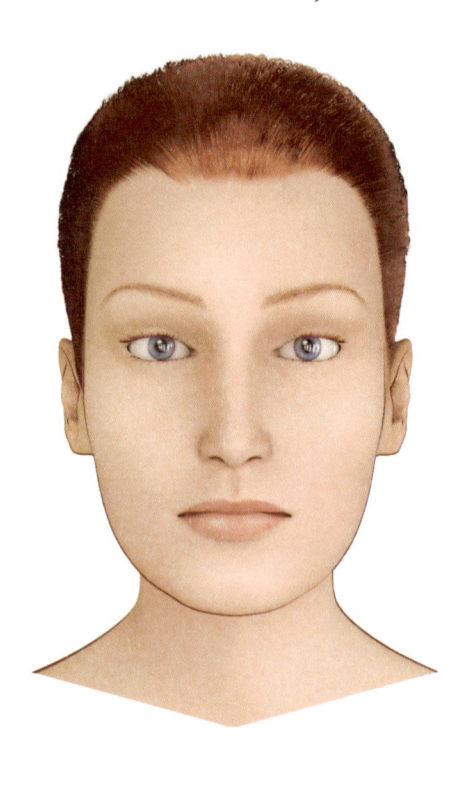

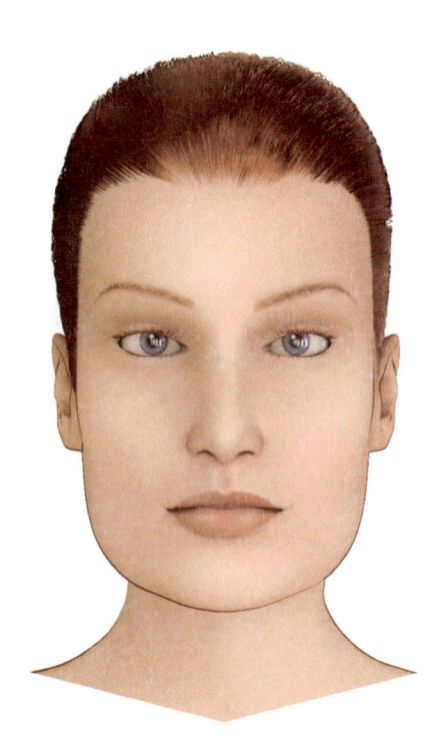

ROSTO QUADRADO

A testa e o queixo são pequenos e os ângulos são acentuados nos maxilares. A testa e as laterais têm linhas retas. Quando o rosto quadrado é muito largo, vale ocupar bastante suas laterais com blush mais escuro, afinando os contornos. A carga máxima de blush deve ficar na cova das maçãs do rosto. O centro da testa e o topo do queixo precisam ser iluminados.

ROSTO REDONDO

Apresenta bochechas, testa e queixo grandes. A maquiagem deve alongá-lo, com um blush de correção nas linhas diagonais, o que vai dar uma ilusão de rosto mais ovalado. A carga máxima do blush deve ficar no extremo da cova das maçãs do rosto. Uma iluminação no centro da testa, no alto das maçãs do rosto e na ponta do queixo vai complementar esse efeito.

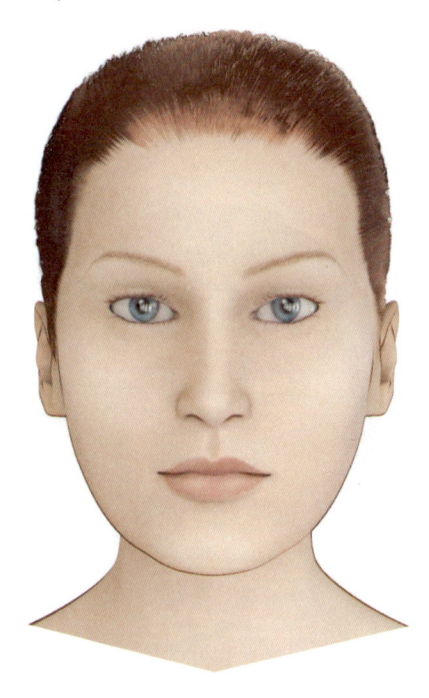
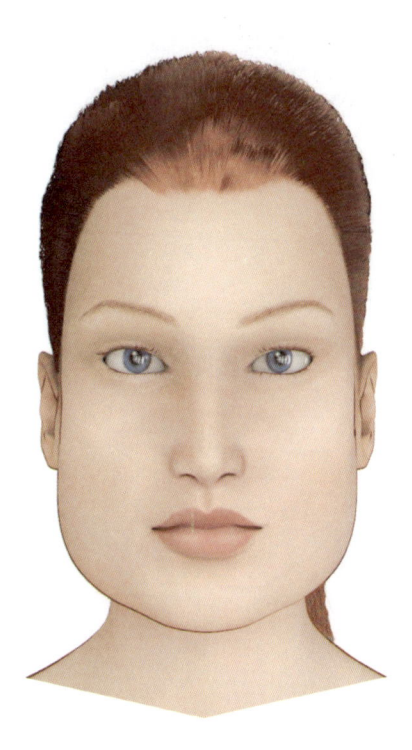

ROSTO TRIANGULAR

Testa estreita e queixo largo. A maquiagem deve clarear a testa para aumentá-la e clarear as bochechas, para estreitar o rosto em direção ao maxilar. A carga de blush deve se concentrar na região externa das maçãs do rosto, em direção às orelhas. O centro da testa deve ser iluminado, e o que for pronunciado deve ser escurecido.

ROSTO TRIANGULAR INVERTIDO OU FORMATO DE CORAÇÃO

Testa reta, com ângulos laterais e queixo estreito. A maquiagem deve diminuir a testa, escurecendo-a nas extremidades, e alongar o rosto, clareando as bochechas e a região do queixo. A carga de blush deve se concentrar na região externa das maçãs do rosto, em direção às orelhas. O centro da testa deve ser iluminado, e o que for pronunciado deve ser escurecido.

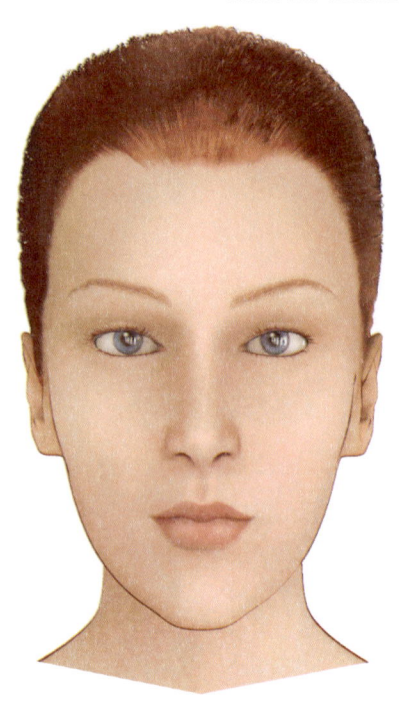

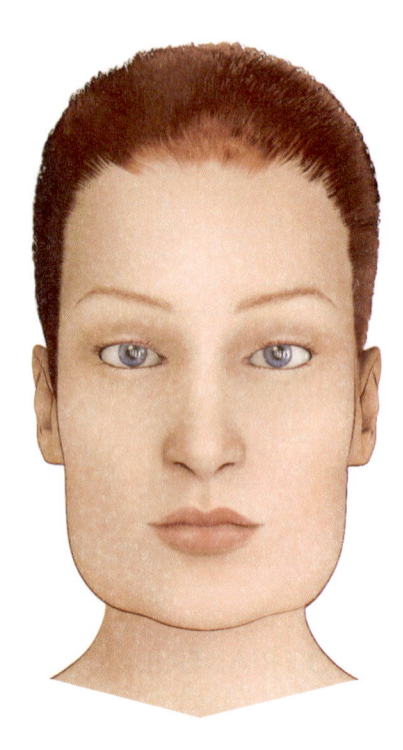

ROSTO RETANGULAR

Possui testa, queixo e laterais em linha reta. A testa e o queixo são longos. A maquiagem deve encurtar esse rosto, escurecendo o topo da testa e a ponta do queixo.

ROSTO LOSANGULAR

Tem testa e queixo estreitos e malar pronunciado. A maquiagem deve alargar testa e queixo, clareando suas laterais. O blush precisa colorir o rosto com uma tonalidade saudável em cima do malar. A parte mais escura do blush deve ficar em cima das maçãs do rosto. Não se deve iluminar nenhuma parte do rosto para não acentuar os ângulos.

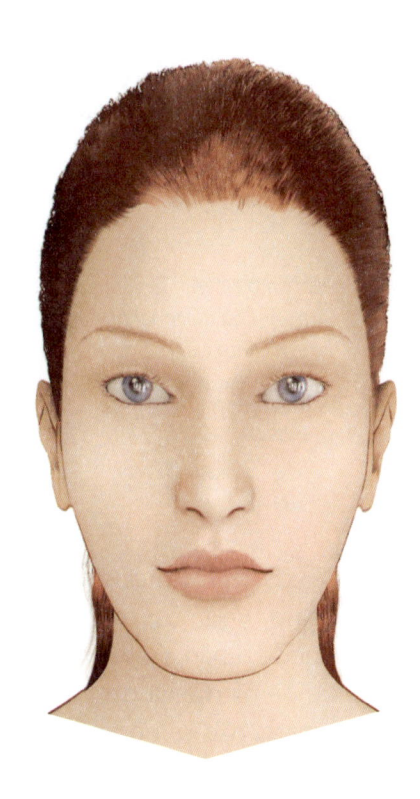

DESENHO DAS SOBRANCELHAS

O desenho ideal das sobrancelhas é determinado pelo formato e pelas dimensões do rosto. A sobrancelha deve seguir o formato do rosto naturalmente. Nos rostos largos, a parte mais alta da sobrancelha deve coincidir com o centro do olho. Já nos rostos finos, o ponto mais alto da sobrancelha deve coincidir com o canto externo da íris.

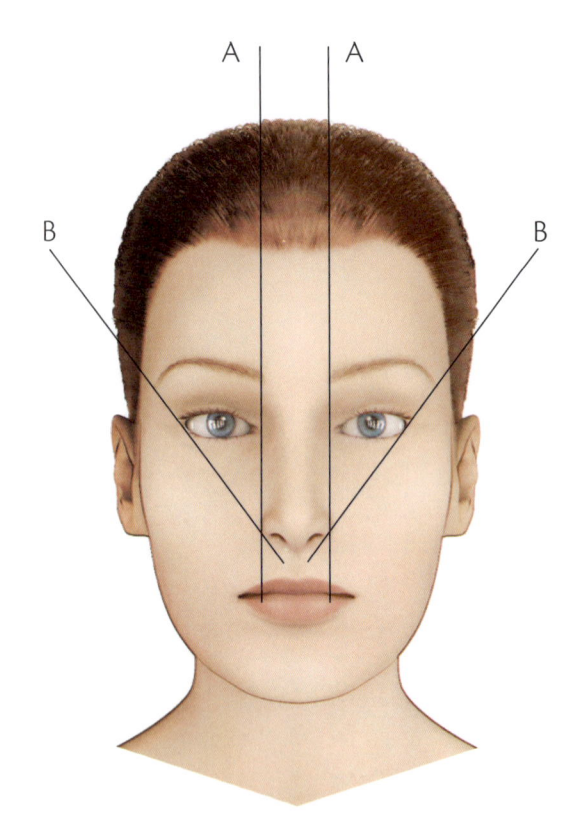

O canto interno da sobrancelha acompanha a linha imaginária vertical que cruza o rosto na altura da aba do nariz (A).

O canto externo termina na altura da linha imaginária diagonal que vai da aba do nariz até o canto externo dos olhos (B).

Essas regras precisam ser adaptadas caso a caso. Vejamos: sobrancelhas grossas demais podem não causar uma imagem de limpeza e de harmonia do rosto. Se a sobrancelha é curta, não se pode encurtá-la ainda mais na parte central. Abrir espaço entre as sobrancelhas dá a sensação de que o nariz está se alargando, e isso altera a estrutura do rosto. Se o desejo é afilar o nariz, deve-se diminuir mais o espaço entre as sobrancelhas.

Alterar o design das sobrancelhas é uma escolha de cada um. Mas saiba que, se tirá-las em excesso, pode descaracterizar o rosto. Elas devem parecer naturais. Antes de iniciar a depilação, pegue um bastão de madeira para atuar como um marcador e ajudar a perceber corretamente os pontos iniciais, finais e o mais alto das sobrancelhas.

Para igualá-las, retire os pelos inferiores da parte mais baixa da sobrancelha e os superiores da mais alta. Se os olhos forem afastados, o canto interno não deve ser depilado para não agravar essa dimensão, nem o externo deve ser prolongado. Caso as sobrancelhas sejam pequenas, elas não devem ser finas demais.

As sobrancelhas devem ter a cor dos cabelos. Para cabelos grisalhos, o lápis de sobrancelhas deve ser cinza, principalmente se os olhos forem azuis. Para cabelos louros e dourados, lápis marrom. Para cabelos ruivos, acobreados e castanhos, lápis marrom avermelhado. Para manter as sobrancelhas penteadas, antigamente usava-se máscara incolor para cílios ou um fixador de cabelos, mas o mercado já oferece máscaras de sobrancelhas com cores adequadas para cada tom.

As sombras para sobrancelhas são mais difusas e causam um efeito de preenchimento de falhas sem comprometer o visual do rosto. Vão do marrom ao castanho para negras, marrom-claro para morenas e bege esverdeado para louras. Para peles negras, devem-se usar sombras castanho-escuro, evitando o lápis preto, que pode ficar muito carregado.

Apenas em último caso, recomenda-se micropigmentação ou dermopigmentação para as sobrancelhas. A pigmentação definitiva da pálpebra dificilmente poderá ser mudada. Não é como um cabelo frisado, no qual se faz escova e ele fica liso, voltando a frisar depois de molhado. Por isso, mais vale lançar mão de truques de maquiagem que as alteram de diversas formas e que saem com um demaquilante.

FORMATOS DE OLHOS

Os formatos clássicos de olhos – redondo, oblíquo e oriental – são apenas uma referência. Na verdade, existem muitas maneiras de os olhos se apresentarem no rosto. Eles podem ser, por exemplo, proeminentes, porém caídos ou pequenos, e fundos. Podem ter três características marcantes e simultâneas, como pequenos, rasos e caídos. Mais ainda, podem ser pequenos, rasos, caídos e afastados demais. Para além dos formatos clássicos, portanto, o maquiador precisa saber identificar como os olhos se encontram no rosto: oblíquos, para cima, caídos, juntos ou separados – e se precisam ter sua posição corrigida.

A classificação geométrica dos olhos é uma referência básica, elementar, que ajuda na hora de aplicar a maquiagem. Para classificar os olhos, é necessário reparar os elementos indicados na ilustração.

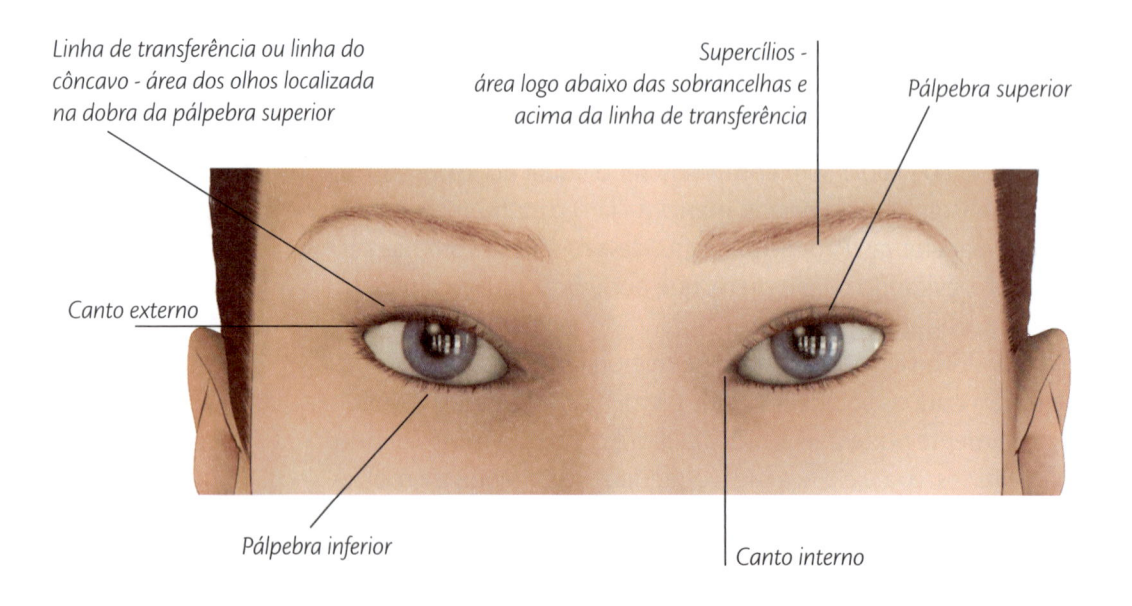

Linha de transferência ou linha do côncavo - área dos olhos localizada na dobra da pálpebra superior

Supercílios - área logo abaixo das sobrancelhas e acima da linha de transferência

Pálpebra superior

Canto externo

Pálpebra inferior

Canto interno

OLHOS AFASTADOS

Para aproximá-los, aplique sombra escura nos cantos internos, esfumando em direção aos cantos externos, mas sem ultrapassá-los. Reforce a máscara para cílios nos cantos internos inferiores e superiores. A sombra escura deve ser esfumada até a lateral do nariz. Um lápis preto deve marcar o canto interno dos olhos. As sobrancelhas devem estar depiladas suavemente até o ponto mais alto, sem ultrapassar o canto externo.

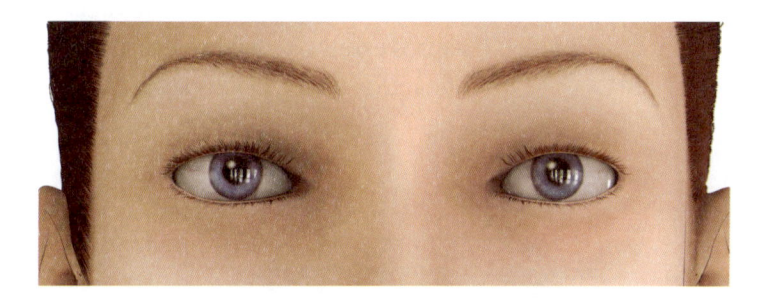

OLHOS FUNDOS

Para disfarçá-los, use um iluminador sem brilho na pálpebra superior, sombra mais escura na linha de transferência, sombra clara na pálpebra móvel, máscara de cílios acentuada no canto externo. A aplicação da sombra escura vai partir do canto interno e se estender em diagonal ao canto externo. Para definir a linha dos cílios, aplique a máscara em toda sua extensão, começando suave nos cantos internos e reforçando a aplicação à medida que se aproxima do canto externo. As sobrancelhas não podem ser muito finas. Depile-as apenas no canto externo.

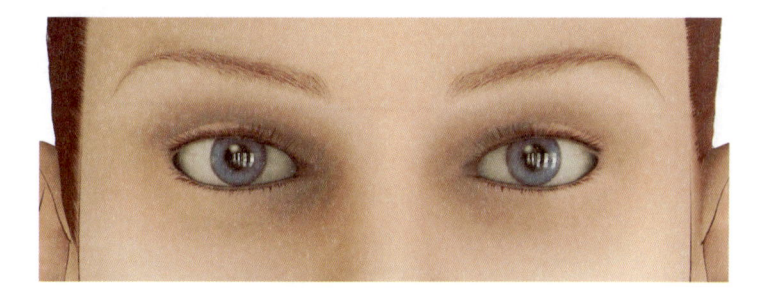

OLHOS PRÓXIMOS

Todo efeito de afastamento deve ser feito com iluminadores sem brilho ou sombras opacas mais claras. Use esse recurso no canto interno em direção ao nariz, conferindo luz ao local que estaria escuro. Opte por tonalidades mais escuras na área externa da pálpebra. Resumindo: todos os tons escuros devem ir para os cantos externos, e os claros, para os internos. Aplique lápis ou delineador no contorno dos olhos, acompanhando as sombras. A máscara para cílios deve ser suave no canto interno dos olhos e reforçada à medida que se aproxima dos cantos externos. Depile o canto interno das sobrancelhas, se for o caso, afinando-as aos poucos até o canto externo.

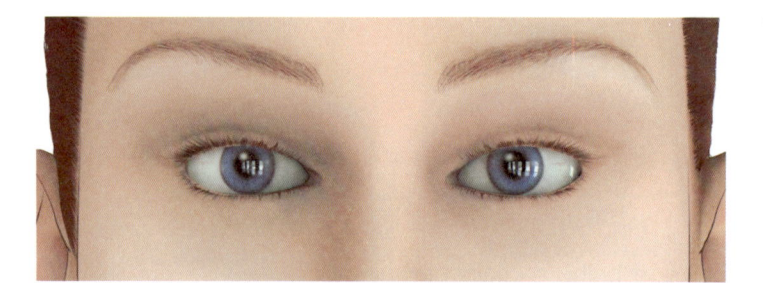

OLHOS PROEMINENTES

Para deixá-los com uma aparência menos inchada, use sombras esfumadas na pálpebra móvel e um tom mais escuro na linha de transferência. A aplicação de corretivo deve ser feita abaixo da pálpebra inferior inchada. Os tons claros devem ser evitados, pois vão realçar a proeminência dos olhos.

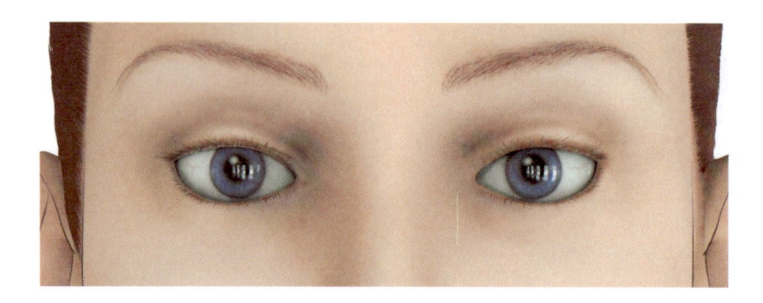

OLHOS COM PÁLPEBRAS CAÍDAS

Para levantar as pálpebras, use sombra escura, esfumada, junto aos cílios superiores, partindo do canto interno das pálpebras e subindo em diagonal até ultrapassar a linha de transferência. A linha da sobrancelha deve ser iluminada. Nesse tipo de olhos, deve-se evitar o delineador, porque a pálpebra fixa dobra sobre a pálpebra móvel. Sobrancelhas muito finas devem ser evitadas.

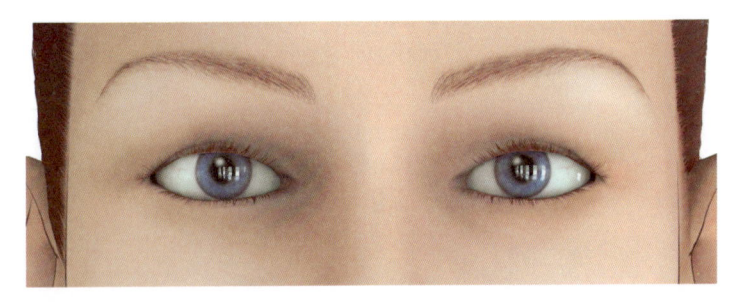

OLHOS CAÍDOS

A correção dos olhos caídos deve ser feita com sombra clara nos cantos internos das pálpebras superiores, e da metade da pálpebra para o canto externo podemos usar sombra neutra ou de tons mais acentuados. Para ampliar o traçado dos olhos, podemos escurecer uma linha ascendente do centro das pálpebras em direção aos cantos externos. Para corrigir as pálpebras inferiores, use lápis preto rente à raiz dos cílios. Para corrigir o ar triste, vale diminuir o comprimento das sobrancelhas e elevar os cantos. Para um efeito especial, basta caprichar nas sobrancelhas e nos cílios superiores, deixando a parte de baixo dos olhos o mais discreta possível.

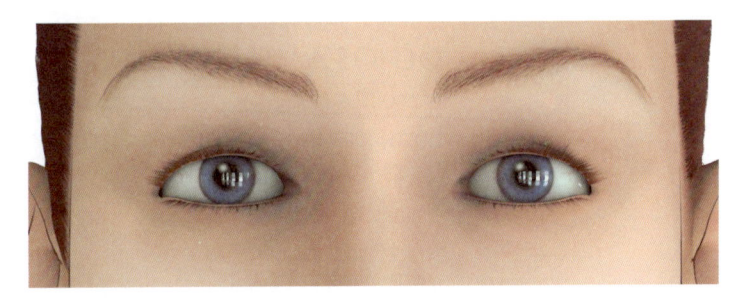

OLHOS PEQUENOS E REDONDOS

Há duas opções para olhos com essas características. A primeira é usar sombra clara em toda a pálpebra, mantendo a linha de transferência em nuances mais escuras e nos cantos externos acentuar os tons, trabalhando bastante a máscara de cílios nas partes externas. A segunda opção é usar lápis no contorno ciliar, fazendo o traço para fora dos olhos e unindo-o com o contorno ciliar inferior. Esfumar e aplicar sombra na cor do lápis para fixar. Usar uma ou duas sombras, refazendo o côncavo e reforçando a máscara nos cantos externos.

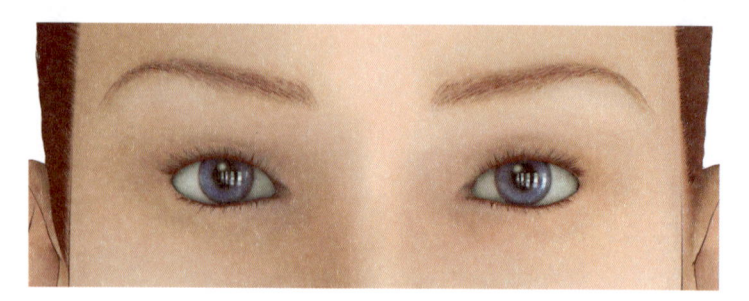

Para olhos mais marcados, podemos usar delineador nas partes externas, inferiores e superiores do contorno dos olhos, sem unir as extremidades. O lápis sombra também pode ser usado na base dos cílios inferiores, esfumado, para dar a ilusão de que o contorno dos cílios está mais embaixo. A linha de transferência também deve ser esfumada. Um lápis branco e discreto na linha interna dos cílios inferiores é outra opção para aumentar os olhos. Os cílios devem ser bem curvados, com a máscara reforçada nas pálpebras superiores e inferiores. As sobrancelhas devem ser suaves.

OLHOS AMENDOADOS

São olhos perfeitos para a maquiagem. Ficam bonitos com todas as técnicas, juntando-os ou separando-os, valorizando as pálpebras ou dando-lhes mais profundidade. Aproveite e divirta-se com suas múltiplas possibilidades. Para suavizar esse tipo de olho, use sombra escura, esfumada nos cantos internos e com mais intensidade nos cantos externos. Já nos supercílios, aplique sombra clara, esfumada em direção ao centro das pálpebras. O lápis deve seguir os contornos inferior e superior dos olhos, passando rente à raiz dos cílios e ultrapassando ligeiramente a linha natural dos olhos. A máscara deve ser reforçada em toda a extensão dos cílios superiores e inferiores. Mantenha as sobrancelhas espessas na parte interna dos olhos, alongando-as gradualmente.

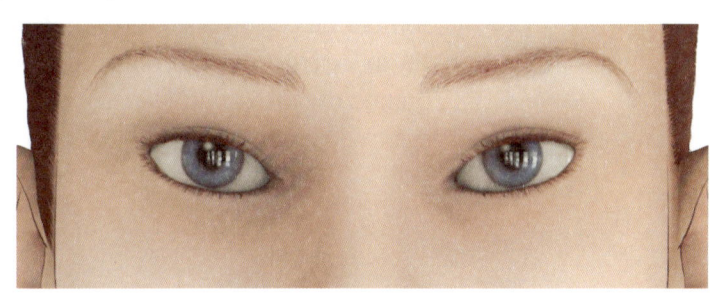

OLHOS RASOS OU ORIENTAIS

A maquiagem aqui deve dar profundidade ao olhar. Aplique a sombra na raiz dos cílios em direção ao côncavo, até a linha de transferência. Depois, um traço largo de lápis preto em toda a extensão da pálpebra móvel, próximo aos cílios. Esfume. A sombra escolhida deve ser aplicada por cima. O delineador não é recomendado nos olhos orientais, pois a pálpebra fixa, muitas vezes, dobra sobre a pálpebra móvel. A máscara nos cílios superiores deve ser reforçada, e podemos destacar a linha dos olhos e o canto externo com sombra preta. Cuidado com as muitas camadas de máscara, pois elas podem manchar o trabalho na pálpebra superior. As sobrancelhas das orientais devem ser delineadas e acentuadas, pois quase não existem. Elas podem ser iluminadas, mas nunca se deve levar a sombra até as sobrancelhas.

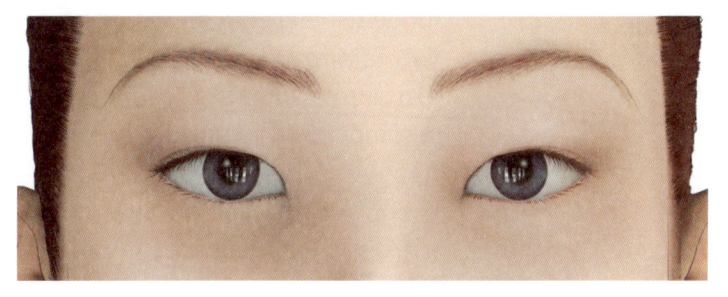

OLHOS SALTADOS PÓS-PLÁSTICA

Às vezes, os olhos podem parecer saltados, mas isso é resultado de cirurgias para a retirada de excesso de gordura nas pálpebras inferiores. Nesse caso, faça um contorno reforçado, com um lápis escuro, na parte interna dos cílios inferiores. Para alongar os olhos, aplique uma sombra de cor média (matte) nas pálpebras e use um tom acima no canto externo dos olhos. Isso criará a ilusão de aumento das pálpebras no canto externo. Evite sobrancelhas muito finas e mais claras que o tom dos cabelos.

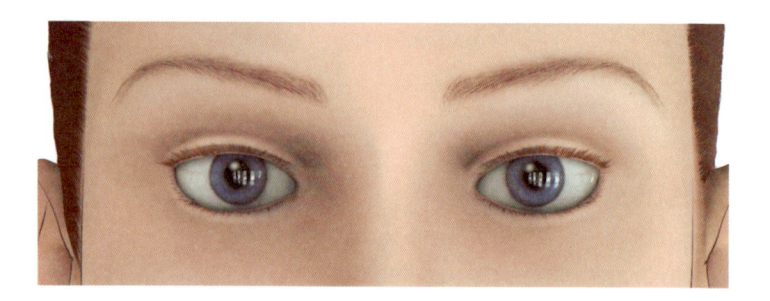

FORMATOS DE NARIZ

A correção de nariz, que antes se mantinha basicamente na maquiagem feita em atores de teatro, é uma das mais pedidas para os profissionais de televisão e também para as pessoas em geral, por causa da nova iluminação usada em eventos noturnos. Esse tipo de correção pode ser feita com efeitos de luz e sombra, com bases em nuances – um tom mais escuro e um tom mais claro que a pele. Outro recurso bastante usado é a aplicação de pó facial mineral compacto para criar a sombra e de iluminador cremoso para efeitos de luz.

É bom lembrar que o tom escuro aprofunda e também diminui; já o claro aumenta, ilumina e ressalta. No caso de afilamento do nariz, use o escuro nas laterais e o claro no dorso, tomando bastante cuidado, pois os tons muito claros podem rebater demais nas fotos. Para arrebitar, a dica é escurecer um pouco a ponta do nariz.

NARIZ IRREGULAR OU DESVIADO
Para corrigi-lo, escureça as laterais em linha reta e clareie o dorso.

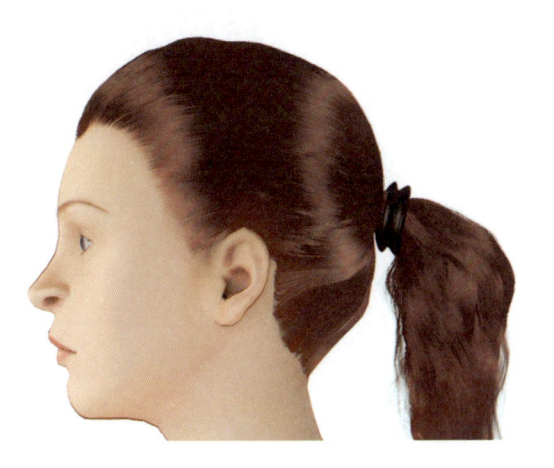
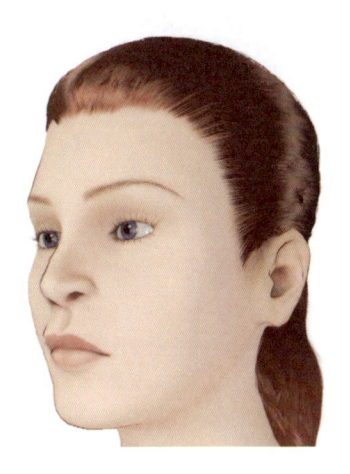

NARIZ LARGO OU CHATO
Para afiná-lo, escureça as laterais do nariz em linha reta desde a extremidade interna da sobrancelha, passando pelo canto interno do olho e descendo pelas laterais do nariz, e clareie a parte central.

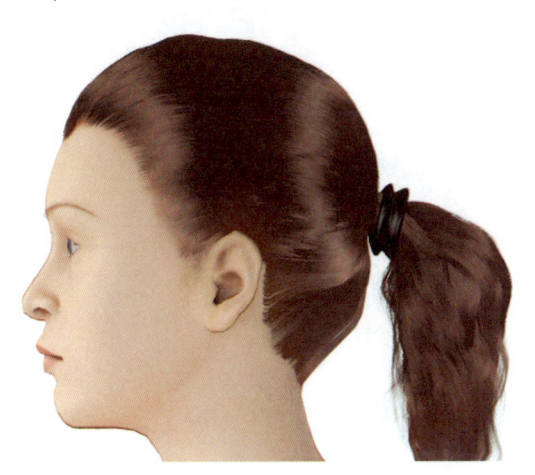
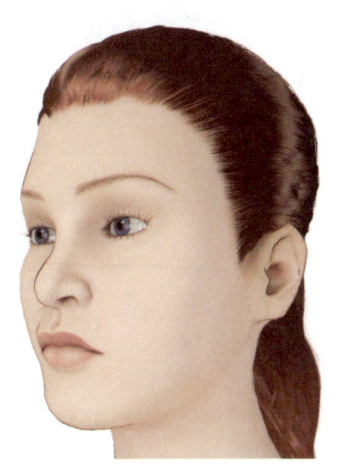

NARIZ LONGO

Para encurtá-lo, escureça a ponta do nariz e clareie suas laterais.

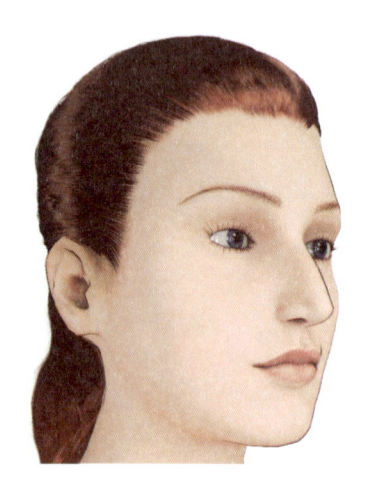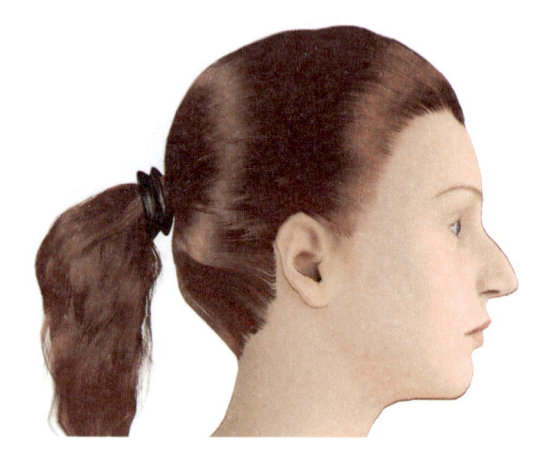

NARIZ PEQUENO

Para alongá-lo, escureça as laterais das abas em linha reta e clareie a parte central do nariz.

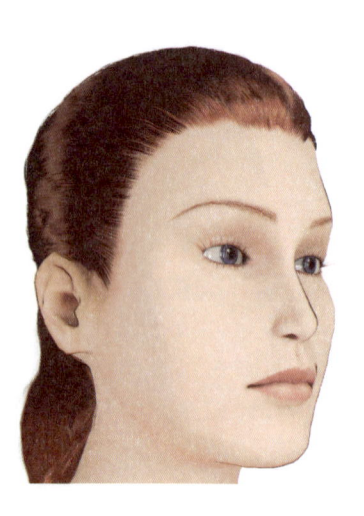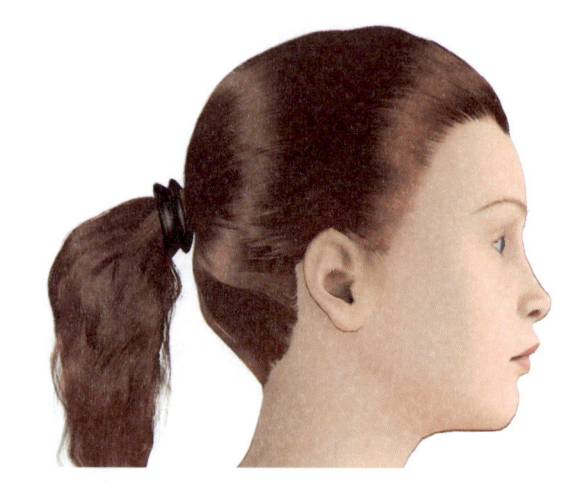

NARIZ ARREBITADO

Para suavizá-lo, escureça a ponta arrebitada com um pó compacto mais escuro que o tom da pele, desde que não seja cintilante. Clareie a base das narinas.

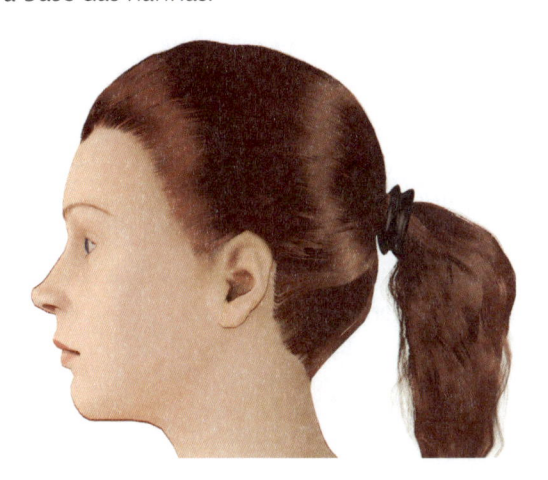 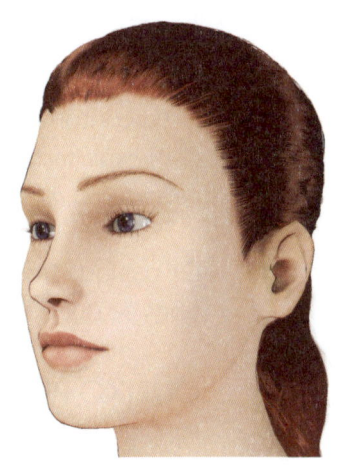

NARIZ ORIENTAL OU SEM OSSO

Para dar volume, clareie a metade central, escureça o canto junto aos olhos e também as abas, se for preciso.

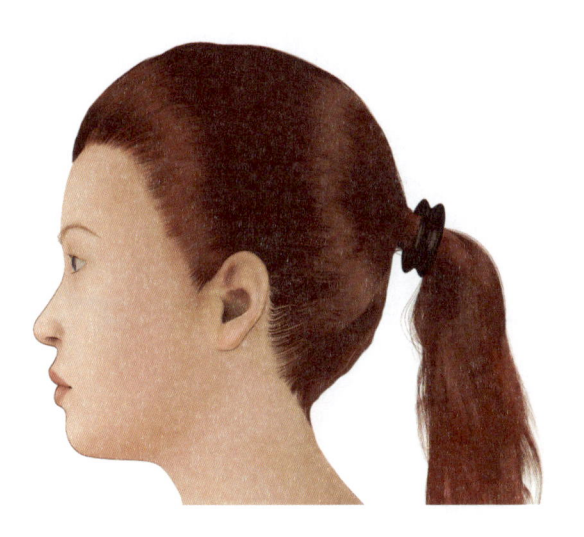 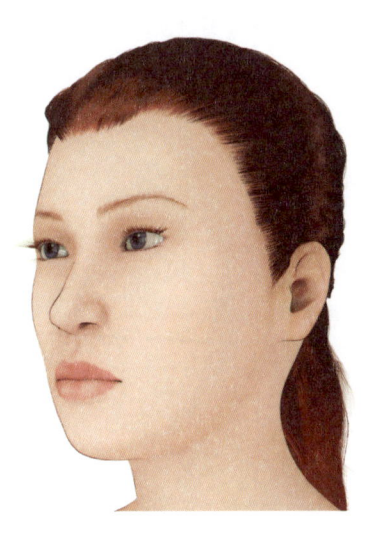

FORMATOS DE QUEIXO

Duda Molinos ensina, em seu livro *Maquiagem*, que o queixo não é uma região propícia para disfarces com corretivo. A atenção deve ser apenas desviada, por exemplo, para os olhos. Outra boa manobra, segundo o maquiador, é criar uma boca bem carnuda, de modo que o novo contorno do lábio inferior invada um pouco a área do queixo. *Com boas noções de proporção, pode-se criar uma covinha com o blush de correção abaixo do novo contorno da boca.*

De qualquer forma, seguem as técnicas de correção para os diversos tipos de queixos, caso essa maquiagem seja requisitada.

QUEIXO PROEMINENTE

Para disfarçá-lo, escureça a área saliente de maneira muito suave. Se o queixo for proeminente demais, o melhor é investir na valorização da maquiagem das outras partes do rosto.

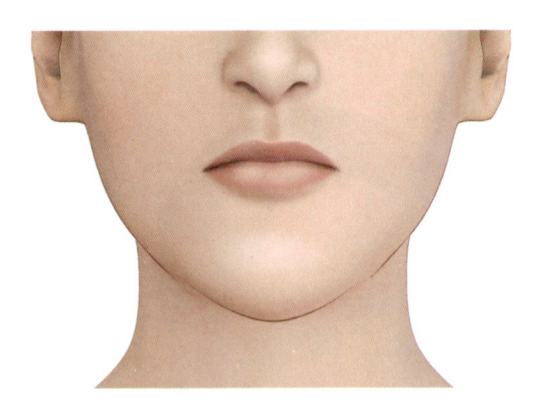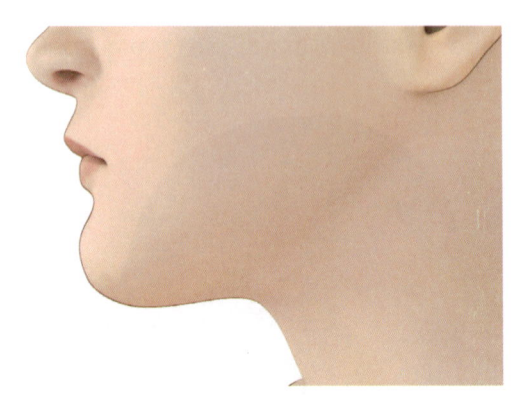

QUEIXO PEQUENO OU CURTO

Para aumentá-lo, aplique pó facial iluminador opaco sobre todo o queixo.

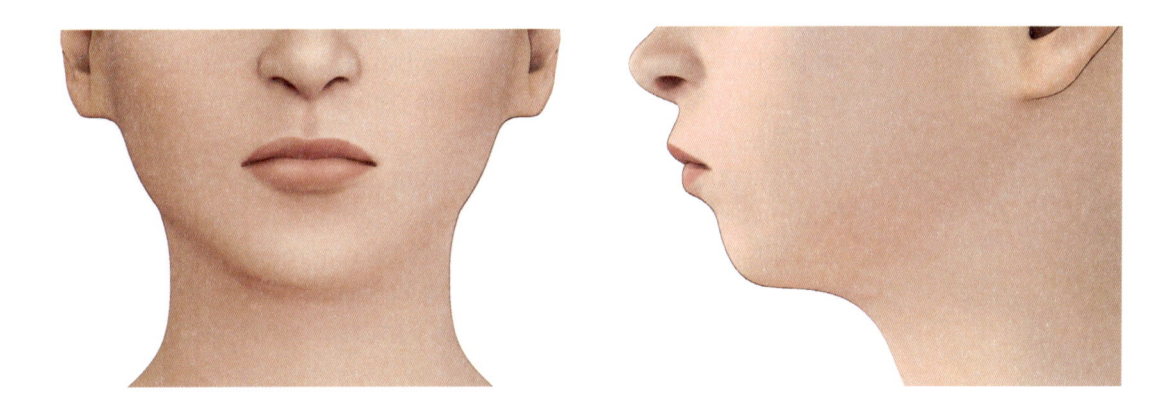

QUEIXO DUPLO

A parte inferior, conhecida como papada, deve ser escurecida, mas apenas debaixo do osso do maxilar. O contorno do rosto precisa ser respeitado.

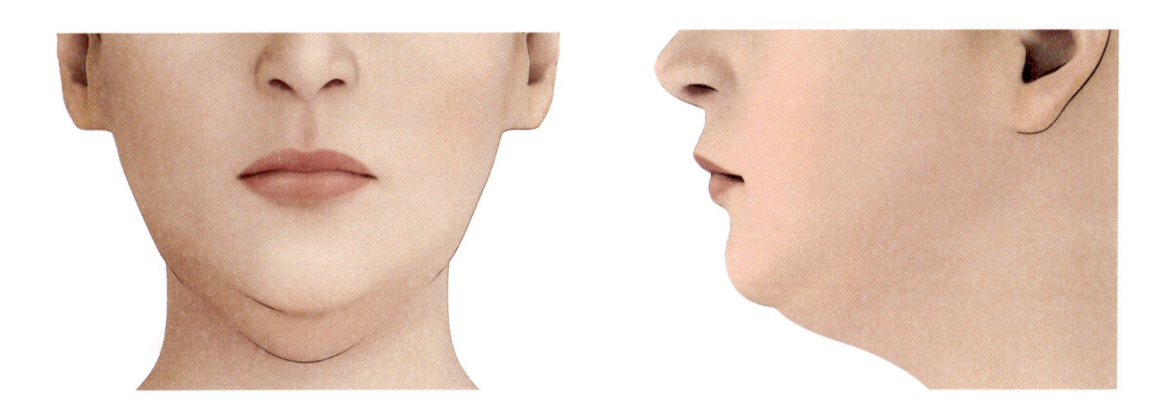

FORMATOS DE LÁBIOS

Os lábios são a moldura do que há de mais belo no rosto: o sorriso. Este ponto ativo da face deve ser sempre valorizado. Antes da escolha do batom, o ideal é hidratar os lábios com produtos específicos. Isso pode ser feito durante a preparação da pele. Desse modo, enquanto o rosto é maquiado, os lábios vão se hidratando para receber bem o batom.

O batom pode ser suave, apenas para colorir e dar vida aos lábios. Não precisa ser necessariamente de tonalidades fortes. No entanto, os lábios de formato perfeito podem sustentar muito bem um batom vermelho, os chamados red lips. Nesse caso, o traço preciso é fundamental, e uma boa opção são os iluminadores no arco do cupido e cantos laterais dos lábios.

LÁBIOS GROSSOS E CARNUDOS
Desenhe os lábios com um batom mais escuro dentro do contorno natural. Aplique pó compacto – o mesmo usado na pele – na parte externa do contorno da boca. Não use gloss nem batom cintilante.

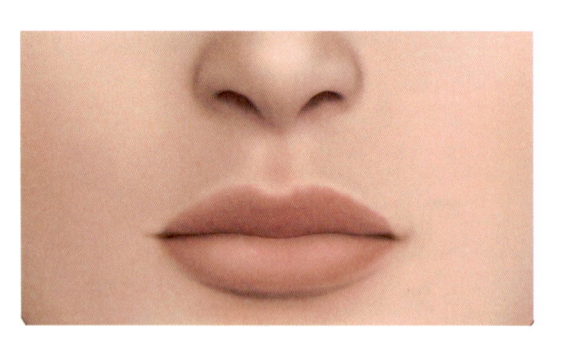 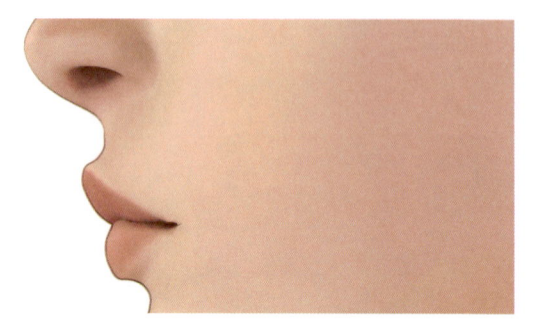

LÁBIOS PEQUENOS E CARNUDOS

O contorno com lápis serve para aumentar suas laterais, e a área interna deve ser preenchida com tons sempre claros e cintilantes. Abuse do gloss.

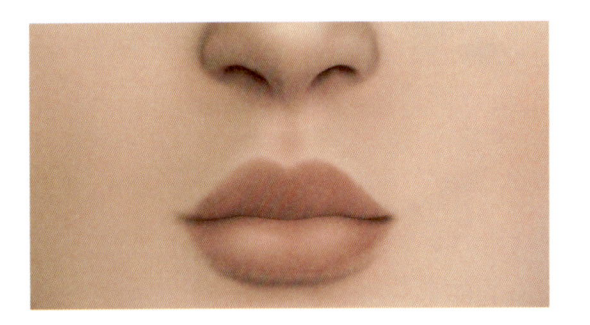 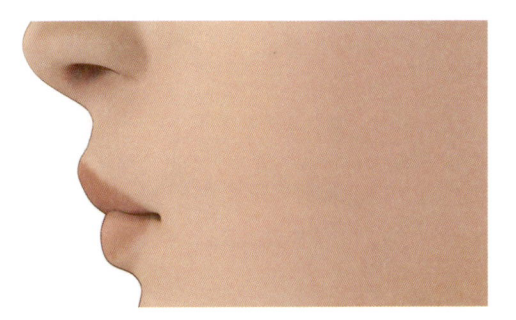

LÁBIOS FINOS

Amplie o formato externo, sem exageros. Respeite o formato da boca. Não desenhe outra. A tonalidade do batom deve ser clara e cintilante. O gloss será bem-vindo, para aumentar o volume dos lábios. Um truque é aplicá-lo no centro dos lábios. Basta um pouco para dar o efeito de volume.

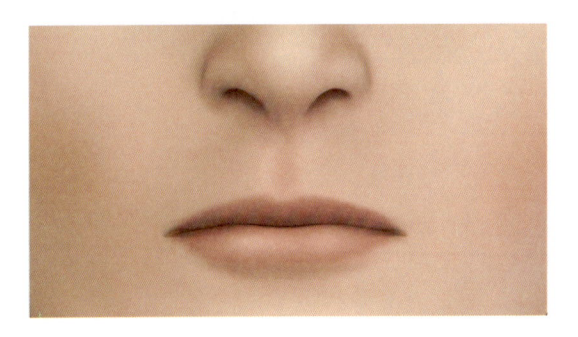 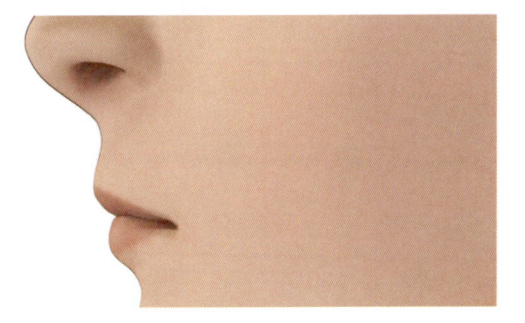

LÁBIOS CAÍDOS

Para levantá-los, alargue o lábio inferior do centro até os cantos externos. Use batom escuro.

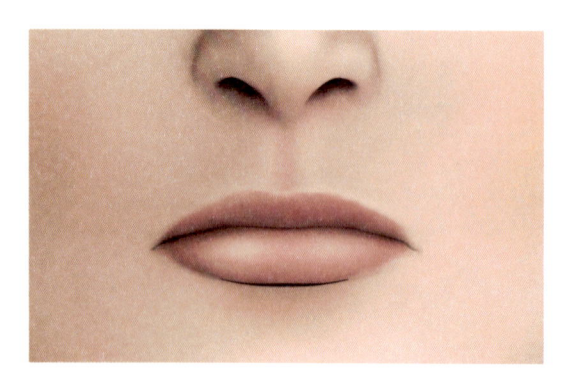 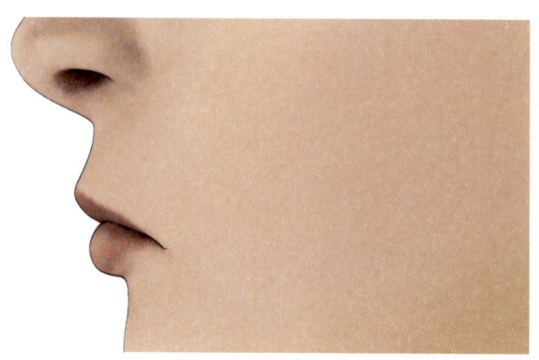

LÁBIOS DESIGUAIS

Com um lápis, contorne os lábios, definindo um traçado regular. Aplique um batom de tonalidade viva em toda a boca.

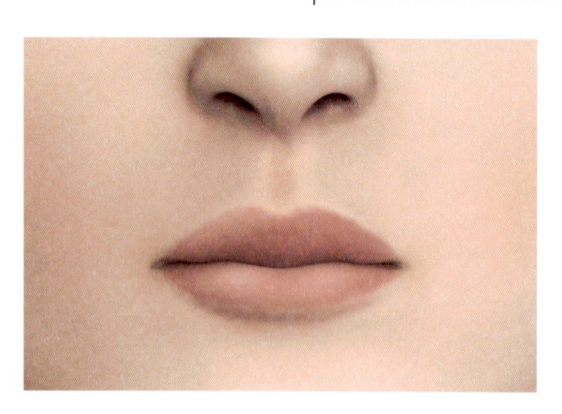 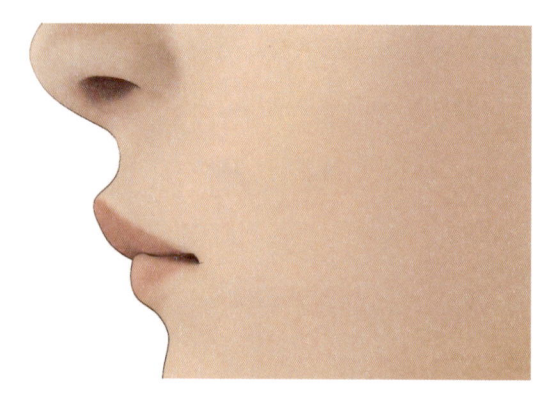

LÁBIOS SEM CONTORNO

Com o lápis, faça um contorno que siga a medida dos olhos, de acordo com as linhas do rosto. Qualquer tonalidade de batom pode ser aplicada.

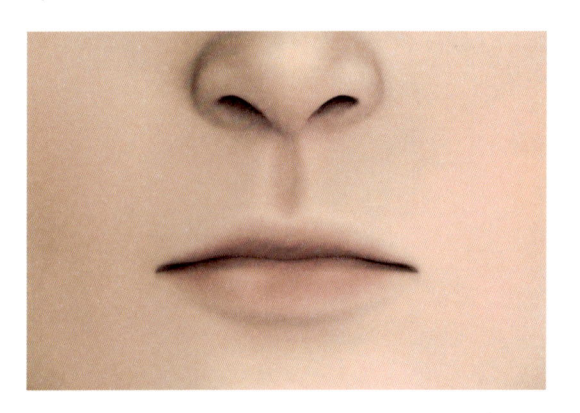 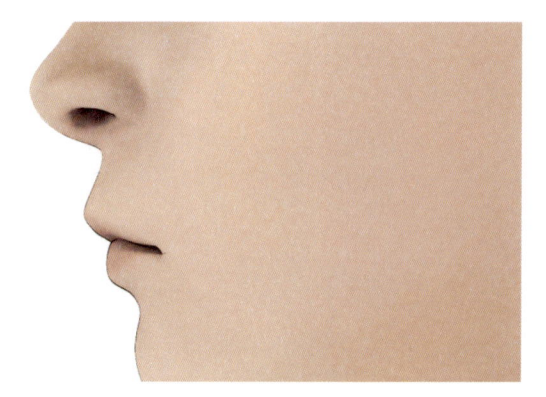

LÁBIOS ENRUGADOS

Para disfarçar as rugas, passe pó compacto no contorno dos lábios. Reforce esse contorno com lápis, para evitar que o batom resvale para os sulcos das rugas. Não use gloss.

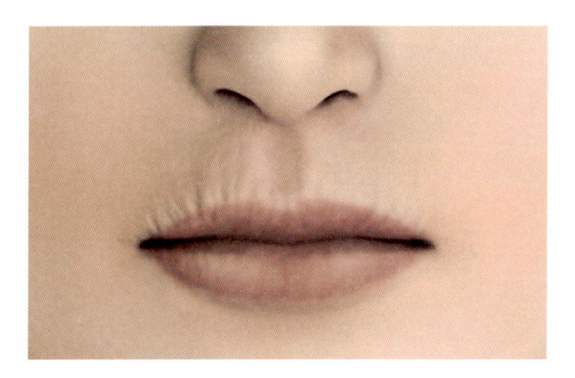 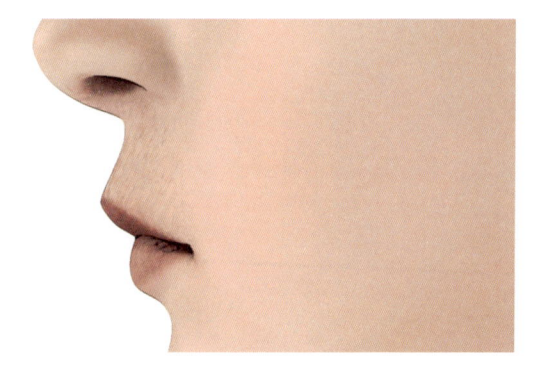

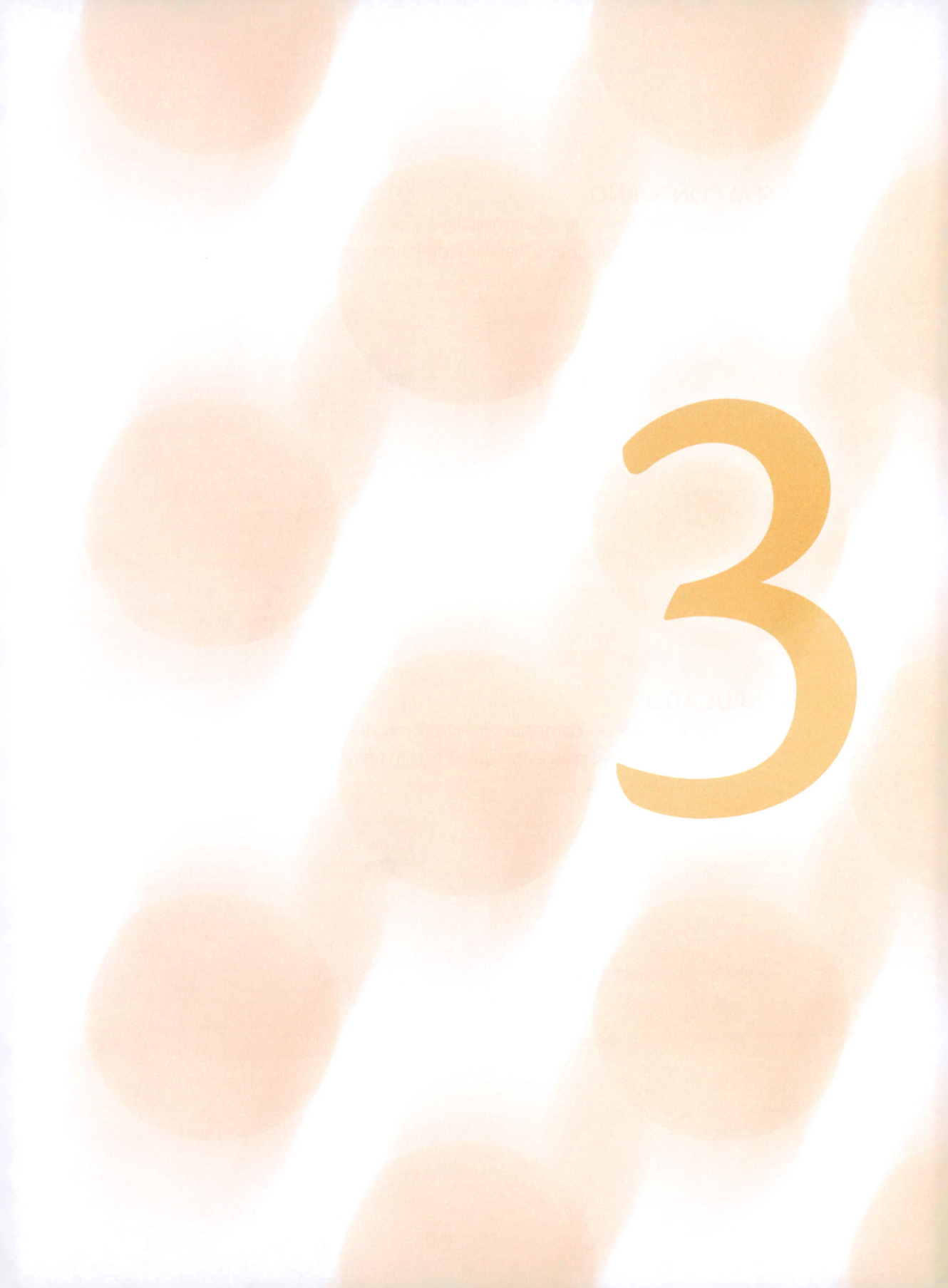

3

PRODUTOS E MATERIAIS DE TRABALHO

PRODUTOS DE MAQUIAGEM

A indústria cosmética, sempre comprometida com a inovação, avança em direção ao desenvolvimento de produtos ideais para as novas tecnologias HD. Linhas de maquiagem brasileiras e importadas do mundo inteiro já têm produtos específicos para o HD, mas o maquiador Ronald Perega, da Rede Globo, adverte que nem tudo que leva o rótulo HD é sinônimo de bom resultado.

– Cabe ao maquiador se manter atualizado e combinar nacionais e importados em sua maleta. O ideal é ter um mix de produtos e experimentar sempre novos lançamentos, sem preconceitos – indica Ronald.

Uma inovação são as bases siliconadas criadas especialmente para as imagens em HD. É preciso cuidado, pois elas podem deixar a pele com um aspecto plastificado, e o ideal é que a base seja o mais natural possível. A melhor base é aquela que deixa aparecer o tom de sua pele, para não precisar fazer muitas correções. Outras novidades que apresentamos, neste tópico, são os pós brancos para a retirada de brilho, sem comprometer a maquiagem, e os lencinhos de papel resinados que sugam o brilho da pele.

A aliança da maquiagem com dermatologistas e esteticistas permite ao maquiador conhecer com maior profundidade os produtos, seus princípios ativos e finalidades. Os representantes das marcas, editoriais de moda de revistas especializadas e da internet oferecem demonstrações para profissionais e explicações detalhadas sobre cada novo lançamento.

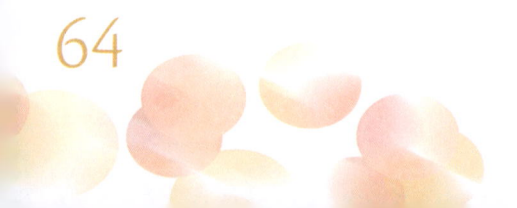

ANTES E DEPOIS DA MAQUIAGEM

SABONETE
Indicado para manter a pele limpa. Normalmente, é um produto neutro, em barra ou líquido.

CREME OU GEL DE LIMPEZA
Produtos com pH neutro podem ser usados como alternativa ao sabonete. O creme é indicado para peles secas, e o gel para peles oleosas.

DEMAQUILANTE
Pode apresentar-se em diferentes veículos: creme, gel ou óleo. Atualmente, temos, também, a opção dos lenços demaquilantes, que são práticos e têm resultado garantido. Para a área dos olhos, é indicado um demaquilante bifásico, que proporciona a total remoção de resíduos de maquiagem.

LOÇÃO TÔNICA
Tonifica a pele, equilibrando o pH.

LOÇÃO ADSTRINGENTE
Remove o excesso de oleosidade da pele.

HIDRATANTE
Pode apresentar-se em diferentes veículos: creme, gel, óleo, cápsulas, bruma ou fluido. A bruma tem uma consistência líquida, podendo ser usada durante o processo de maquiagem para renovar a hidratação da pele.

PROTETOR SOLAR
Assim como o hidratante, pode ser encontrado em diferentes veículos: faz a proteção física e cosmética da pele. Pode ser tonalizado, fazen-

do, além da proteção física, uma leve cobertura na pele. Ou ainda em pó, que, associado ao protetor solar facial, finaliza a proteção retirando o brilho excessivo da pele.

MÁSCARA FACIAL
Faz uma regeneração da pele.

BB CREAM (BLEMISH BALM CREAM)
Protege, hidrata e prepara a pele para receber a maquiagem.

CC CREAM (COLOR CONTROL CREAM)
É um BB Cream que dá cor à pele.

DD CREAM (DAILY DEFENSE CREAM)
Tem a multifuncionalidade dos anteriores, além de proporcionar foto-proteção.

PRIMER
Trata-se de um sérum revitalizante que prepara a pele para a maquiagem deixando-a mais uniforme. Há produtos específicos para olhos, boca e rosto Nos olhos, fixa e mantém as sombras por mais tempo. Nos lábios, hidrata e preenche as linhas de expressão. No rosto, uniformiza a pele, ameniza a oleosidade e aumenta a durabilidade da maquiagem. Após aplicar o primer, é necessária uma pausa de uns minutinhos para que o produto alcance suas funcionalidades. O melhor uso do primer é para makes de festas e baladas.

PREP PRIME
É um pó bem fino, transparente, quase invisível, que disfarça poros e linhas de expressão. Assim como o primer, seu objetivo é preparar a pele para a maquiagem. É indicado para as peles oleosas. Também pode ser usado como finalizador depois da maquiagem, reduzindo o brilho e dando um acabamento sedoso.

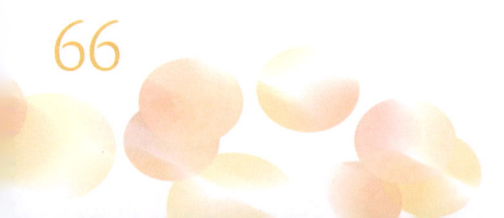

FIXADOR DE MAQUIAGEM

Produto antialérgico e refrescante que fixa e mantém a maquiagem perfeita por várias horas. É encontrado sob a forma de spray. Acione o spray uniformemente e sem exagero, a dois palmos de distância do rosto maquiado. A pessoa deve manter os olhos fechados e prender a respiração.

PARA MAQUIAGEM

Apresentamos a seguir uma lista dos produtos básicos que você deve ter sempre à mão. Eles permitem uma variedade de soluções para diversificar sua maquiagem no dia a dia.

BASE

CORRETIVO

PÓ FACIAL

SOMBRA

LÁPIS PARA OS OLHOS

DELINEADOR

MÁSCARA PARA OS CÍLIOS

LÁPIS, SOMBRA OU MÁSCARA PARA SOBRANCELHAS

BLUSH

LÁPIS PARA OS LÁBIOS

BATOM

Confira a seguir a função e a melhor maneira de usar esses produtos.

BASE

Protege a pele contra as agressões externas, disfarça imperfeições, dá aparência de pele perfeita e uniforme. Muitas mulheres resistem à base, porque acham que o resultado de sua aplicação é muito artificial. Esse problema simplesmente não existirá se a escolha da textura e da cor da base for correta para o tipo e o tom da pele. A base pode se apresentar de várias formas. Cada uma indicada para um tipo de pele.

LÍQUIDA • É a base mais fácil de usar, confere uma cobertura mais natural e suave. Tem maior fluidez e, por isso, distribui-se de maneira mais uniforme por toda a pele. É indicada para peles jovens sem grandes imperfeições, quase sempre classificadas como peles normais.

CREMOSA • Tem uma cobertura maior e merece bastante atenção na hora da aplicação, pois pode criar pontos com mais ou menos produto e, com isso, sobrecarregar a pele. Deve ser aplicada em peles com imperfeições leves e em peles secas.

COMPACTA • Uniformiza a pele, dando um efeito de base e pó ao mesmo tempo. É preciso cuidado na aplicação para distribuir bem o produto no rosto, evitando manchas. Mais aplicada no uso pessoal. Deve-se tomar cuidado com as peles secas, pois o efeito pode ser de craquelamento. Mais indicada para peles oleosas e normais.

STICK • É a base com maior cobertura. Aquela que usamos para disfarçar olheiras, manchas e marcas. Para aumentar a emoliência da base, podemos usar uma bruma hidratante durante sua aplicação. Indicada para peles secas e normais.

MUSSE E SPRAY • Esses tipos de base conferem cobertura média. Na maioria das apresentações são oilfree, portanto, mais indicadas para as peles oleosas. São de fácil aplicação, como as bases líquidas.

PÓ • Indicada para peles extremamente oleosas, sua cobertura é leve e ajuda a retirar o brilho do rosto. Não deve ser usada em peles secas e desidratadas. Indicada para peles com maiores imperfeições, que necessitam de cobertura mais intensa.

AIR BRUSH • O produto é aplicado com uma pistola, que garante sua distribuição de maneira uniforme. Além da grande cobertura, o air brush tem a vantagem da durabilidade. Seu uso é restrito aos profissionais.

As bases podem ter cobertura matte (opaca, sem brilho), semimatte (opaca, mas sem ser artificial ou pesada), acetinada (natural, com um certo brilho) ou sheer (iluminada, com mais brilho).

COMO USAR

O processo é simples. Definida a melhor textura, experimente as tonalidades – nada de testar o produto no punho ou no pescoço, pois é no rosto que ele será usado. O tom ideal é aquele que desaparece no rosto.

A escolha da base para mulheres negras é sempre mais difícil, pois o rosto das negras tem maior quantidade de tons e encontrar a tonalidade certa é sempre mais complexo. Para um resultado melhor, o uso de mais de uma base é indispensável, clareando onde é mais escuro e escurecendo onde é mais claro e depois fazendo a fusão das nuances com um pincel duo fiber.

Definido o tom certo, aplica-se a base. A base só deve ser aplicada após a realização de todos os procedimentos de assepsia. Nenhum produto pode ser usado em peles sujas. Distribua uma quantidade de base em uma plaqueta e então aplique no rosto, iniciando pelo queixo, que é a melhor maneira de ver se há contraste entre a base escolhida e o colo da mulher. A aplicação pode ser feita com pincel ou esponja. A aplicação de toda base deve ser feita em camadas. Aplique, avalie e, caso seja necessário, reaplique.

Evite fazer pontinhos na face, porque a base pode secar ou formar uma "rodela" em outra tonalidade no rosto e, agora, com as supercâmeras, pode aparecer.

CORRETIVO

Suaviza olheiras, disfarça vincos e imperfeições da pele. De várias tonalidades, pode ser apresentado nas seguintes texturas: bastão ou lápis (mais espessos), líquido ou cremoso (mais suaves). O corretivo deve ser exatamente do tom da pele ou apenas um tom mais claro. Se for claro demais, ressalta as marcas em vez de escondê-las. Em alguns casos, a base funciona melhor.

Há os corretivos específicos para uniformizar o tom da pele, que pode apresentar pequenos hematomas, acne ou mesmo melasma. Esses corretivos de pele são os verdes (para correção de pigmentos vermelhos na pele), amarelos (para manchas roxas) e roxos (para manchas amarelas). Há ainda os em tons terrosos para matizar manchas. Esses corretivos são sempre usados após o primer e antes da base, para que a pele absorva o pigmento e a correção seja feita corretamente. Em casos de sulcos, os corretivos mais claros aplicados e esfumados diminuem a profundidade do sulco.

Corretivos do tipo erase (borracha ou apagador, em inglês) são usados para marcas mais salientes, como espinhas ou pequenas cicatrizes e manchas fortes. As espinhas são um desafio: precisam ser cobertas.

Aplique o corretivo especialmente abaixo dos olhos e esfume com uma esponja ou com a ponta dos dedos, espalhando-o com leves ba-

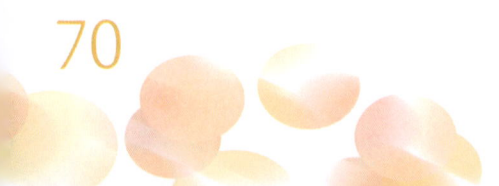

tidinhas para que o produto seja depositado. Quando o produto é depositado, preenche todas as imperfeições da pele; já se ele for espalhado, poderá apresentar falhas.

O corretivo também pode ser aplicado nos lábios, para ajudar a fixar o batom ou para "apagar a boca", como efeito de batom no fim da maquiagem; e em algumas rugas de expressão, como as linhas laterais que vão do nariz até a boca.

PÓ FACIAL

Pó finíssimo que elimina o brilho das regiões mais oleosas do rosto, fixa a base e dá acabamento, conferindo um aspecto natural e aveludado à pele. Quanto mais fino o pó, maior sua aderência. É encontrado em tonalidades semelhantes às da base, portanto, a escolha da cor mais adequada à pele segue o mesmo processo da base.

O pó facial assegura a durabilidade da maquiagem. O pó pode ser compacto ou solto. O pó compacto permite maior controle na hora da fixação da maquiagem. Pode ser colorido, para uma maior cobertura, ou translúcido, para uma cobertura mais suave e transparente; opaco, indicado para correção de poros muito visíveis; ou acetinado, para reforçar o brilho da maquiagem. Há ainda uma novidade: os pós bronzeadores – ou simplesmente bronzers –, que conferem à pele um aspecto bronzeado.

COMO USAR

Use uma esponja ou um pincel para aplicar o pó. Uma alternativa é usar primeiro a esponja e depois passar um pincel grosso, duo fiber, para polir a pele e retirar os excessos. Um pincel grande é ideal para espalhar o pó de maneira uniforme pelo rosto. Use sempre a menor quantidade de pó possível. Os movimentos do pincel devem ser circulares para fixar o produto, preenchendo com uniformidade, mas tome cuidado para não exagerar na dose, para que a maquiagem não perca a naturalidade, criando um efeito "máscara".

Recomendação

Vale lembrar que o pó fixa a maquiagem, inclusive seus erros. Portanto, antes de usá-lo, verifique se a base está bem espalhada, sem linhas de excesso, principalmente nas pálpebras. Se a pele estiver umedecida, encoste sobre ela um lenço de papel antes de aplicar o pó facial.

PÓS ILUMINADORES E BRONZERS

Os pós iluminadores criam o efeito de luz no rosto e projetam e realçam os pontos onde são aplicados. Destacam com a maquiagem seus pontos altos, que vão refletir a luz do ambiente ou da fotografia. Devem ser, em média, um ou dois tons acima da cor da pele. Já os bronzers são usados para criar as sombras. Esse recurso disfarça pontos fracos no rosto, acentua ou refaz o contorno facial, corrigindo suas imperfeições. Devem ser, em média, um ou dois tons abaixo da cor da pele.

SOMBRA

Dá cor às pálpebras e remodela seus contornos; cria efeitos e intensifica a cor dos olhos. Há várias cores, texturas e apresentações de sombras. As mais usuais são as em pó, compacta, creme, líquida e aquarela.

PÓ • É bastante suave e tem acabamento natural, além de boa aderência.

COMPACTA • É a sombra mais usada, porque tem ótima fixação. Existem as opacas e as cintilantes.

CREMOSA • É de fácil manuseio e, por isso, preferida por quem cuida da própria maquiagem, apesar de ter pouca fixação.

LÍQUIDA • Pode oferecer ao maquiador maior variedade de nuances, mais opacas ou mais transparentes, de acordo com o manuseio do pincel. É muito indicada para não profissionais. Costuma ter longa duração, e apresenta-se com acabamentos matte e acetinado.

AQUARELA • Sombra mais seca. Seu uso é mais profissional, por sua grande fixação e durabilidade.

COMO USAR

Cada tipo de sombra deve ser aplicado de uma forma.

A sombra em pó é uma das mais fáceis de ser aplicada, porque pode ser facilmente esfumada. Evite o uso em excesso do produto para que farelos não se acumulem embaixo dos olhos.

Assim como a sombra compacta, a sombra em pó também pode ser aplicada com pincel de cerdas naturais ou com pincel esponjinha. Aplica-se depositando a sombra de acordo com o formato dos olhos. Podem ser finalizadas com pincéis de esfumar. O uso do pincel molhado ainda é um recurso, mas existem no mercado produtos que ajudam a manter e fixar as sombras por mais tempo nas pálpebras.

A sombra cremosa pode ser aplicada diretamente sobre a pálpebra, rente aos cílios, e esfumada com a ponta dos dedos.

Para aplicar a sombra líquida ou a cremosa, podem-se usar as pontas dos dedos e espalhar com leves batidinhas. Deve ser bem distribuída, pois ela tende a se acumular nas dobras das pálpebras.

A sombra aquarela deve ser aplicada com um pincel molhado em água, passada levemente sobre as pálpebras, exatamente como numa aquarela.

RECOMENDAÇÃO

Para valorizar o olhar, a recomendação é começar a aplicação das sombras pelos tons mais claros e prosseguir com os tons mais escuros. Convém espalhar bem cada uma, para que não se perceba onde começa e onde termina cada tom. Essa técnica fica bonita em todos os tipos de olhos. Lembre-se: antes de aplicar a sombra, passe uma camada de pó compacto em toda a parte superior. Isso ajudará a espalhar a sombra sem manchar e dará maior fixação.

LÁPIS PARA OS OLHOS

Contorna, aumenta e diminui a área dos olhos, definindo e realçando-os. Dá um efeito especial à raiz dos cílios superiores e inferiores. Existem várias tonalidades desses lápis. A fixação do lápis deve ser feita com sombra do mesmo tom do lápis. Devem se harmonizar com a cor dos olhos ou das sombras. Existem lápis próprios para serem utilizados na parte interna dos olhos, próxima aos cílios, conhecida como linha d'água. Eles têm uma textura mais macia para evitar ferir o globo ocular no momento da aplicação.

O lápis é muito versátil. Pode ser usado diariamente sem a sombra, apenas para contornar os olhos ou para desenhar a linha de transferência, ressaltando o olhar. O lápis ainda pode ser utilizado como um complemento da sombra, substituindo o delineador, com efeito bem mais natural. Para delinear os olhos, aplique o lápis diretamente nas pálpebras superiores e inferiores, junto à linha dos cílios. Mas evite usar o lápis no canto interno dos olhos, para não os aproximar demais (esse truque será perfeito se os olhos forem separados).

RECOMENDAÇÃO

Para fixar melhor o lápis, passe um pouco de pó facial com um pincel de sombra – e não pincel de pó! – onde ele será aplicado. Quem tem tendência à oleosidade deve usar lápis à prova d'água, para evitar o aspecto borrado e manchado.

DELINEADOR

Produto líquido, contorna os olhos, realçando-os. Permite criar traços bem definidos e mais acentuados que o lápis ou a sombra preta. Possui tonalidades variadas, e seu uso é recomendado em maquiagens profissionais ou sofisticadas. Há também o delineador em gel. Esses delineadores também possuem grande variedade de cores e são bastante concentrados.

COMO USAR

Aplique com pincel de ponta fina e cerdas firmes e macias, do canto interno para o externo do olho, bem rente aos cílios. Para não borrar, prenda a respiração. O delineador em gel é aplicado com pincel firme de cerdas sintéticas. Ele confere segurança ao traço. A sombra também pode ser usada como delineador, com a ajuda de um pincel fino ligeiramente molhado.

Algumas marcas de delineador demoram um pouco a secar. A cliente deve evitar abrir os olhos.

MÁSCARA PARA OS CÍLIOS

Dá cor, recurva e separa os cílios, além de lhes conferir volume e comprimento. Há máscaras para alongar, para acentuar a curvatura dos cílios, para dar volume e à prova d'água. Ou tudo isso num só produto. Pode ser encontrada em várias tonalidades.

Primeiro é preciso escolher a cor do rímel. O preto é tradicional, sendo usado em qualquer ocasião. O marrom é excelente para um look mais natural. A máscara incolor apenas fixa o formato dos cílios, engrossando-os. Seu efeito é bem natural. O segundo passo é escolher o tipo de máscara, geralmente definida a partir de sua textura e do formato da escovinha.

A maneira de passar a máscara define o efeito desejado. Em geral, os cílios devem ser escovados com a escova na horizontal, da raiz para a ponta, como se estivessem sendo mesmo penteados, girando a escovinha para que os cílios não fiquem grudados. A aplicação deve ser feita com movimentos rápidos. Os movimentos lentos acabam embolando os fios. A direção é do canto externo do olho para o interno. As pessoas em geral aplicam o rímel apenas nas pontas dos cílios, tornando-os pesados. Geralmente os maquiadores indicam a pintura dos cílios inferiores para uma maquiagem mais completa, para realçar os olhos.

Para quem tem poucos cílios, a dica é não aplicar várias camadas de rímel de uma só vez. Passe uma primeira camada e deixe secar por alguns minutos. Depois, passe a segunda. Se os cílios ficarem muito grudados, use um pequeno pente para separá-los. E, depois, se ainda quiser mais volume, deixe a segunda camada secar um pouco e aplique uma nova dose de máscara.

CÍLIOS POSTIÇOS

Compostos de pelos artificiais, eles têm a finalidade de aumentar os cílios naturais. Há cílios postiços completos e em tufos. Os cílios completos são reutilizáveis, se bem higienizados, após o uso, com um produto próprio.

Os cílios completos devem ser previamente cortados para serem ajustados ao comprimento das pálpebras e fixados, com cola específica, bem junto à linha dos cílios. São facilmente retirados: basta puxá-los delicadamente. Já os cílios em tufos, que são aplicados um a um, são retirados com um creme ou demaquilante para a área dos olhos.

LÁPIS, SOMBRA OU MÁSCARA PARA SOBRANCELHAS

Os lápis e as sombras ajudam a definir o formato das sobrancelhas e também a corrigir falhas, disfarçando pequenos buracos. A cor deve ser próxima à cor do cabelo e ao tom da pele. Já as máscaras fixam e penteiam as sobrancelhas. Em algumas marcas, géis transparentes fixam os pelos para reforço do traço feito com a sombra.

As sobrancelhas já devem estar bem depiladas. Penteie os fios com uma escova adequada para definir seu formato. Cubra levemente as falhas de cada sobrancelha com o lápis. Se o tom dos cabelos puxar para o dourado, castanho-claro ou acobreado, o lápis deve ser o marrom. É preciso ter cuidado, porque existem dois tons de marrom: o marrom-claro vai bem com cabelos louros mais claros; e o marrom-escuro combina com cabelos castanho-escuros. As máscaras vão pentear e fixar os pelos, enquanto as sombras preenchem os espaços vazios, proporcionando um resultado espesso e uniforme.

RECOMENDAÇÃO

Nunca use o lápis preto para corrigir as sobrancelhas.

BLUSH

Realça as maçãs do rosto e disfarça saliências e profundidades da face. Dá viço e cor ao rosto. Está disponível em várias tonalidades e também tem várias apresentações: há blushes líquidos e em creme e ainda produtos multifunções, que podem servir de blush, batom e sombra em creme. Esses produtos são mais utilizados por mulheres mais jovens e/ou em produções fotográficas. Existem também os blushes que vêm acoplados aos pincéis.

COMO USAR

O blush deve ser aplicado com um pincel grosso nas maçãs do rosto ou logo abaixo delas, diagonalmente. Dê uma batidinha no pincel para tirar o excesso do produto e, então, aplique o blush a partir das orelhas, na direção das maçãs do rosto de fora para dentro. Se exagerar na dose, disfarce o excesso cobrindo o rosto com uma nova camada de pó facial.

Como regra geral, o blush deve sempre combinar com o batom, com as sombras e com a roupa. Se o batom for escuro, o blush pode ser mais intenso. Se o batom for rosado, o blush também deve ser mais claro, dando ao rosto um efeito iluminado.

Os tons neutros de marrom são ideais para o dia. Os tons coloridos (vermelho, laranja, vinho, rosa) são mais indicados para a noite. Os tons opacos são utilizados em situações de trabalho e durante o dia. Já os cintilantes e perolizados são adequados para a noite.

Atenção, não adianta usar tons de marrom na pele negra, porque vão se confundir com os tons da base. Cores vivas e tons rosados ou roxos – exceto um roxo muito forte –, misturados a cores quentes como laranja e dourado, fazem um contraste superbonito.

RECOMENDAÇÃO

Para evitar uma mancha branca no contorno do rosto, o blush morre sempre bem próximo do cabelo e sobe até a metade da sobrancelha, na altura das têmporas.

LÁPIS PARA OS LÁBIOS

É usado para redesenhar ou definir o contorno dos lábios. Também facilita a aplicação do batom. Indicado para disfarçar algumas imperfeições e, no caso das peles maduras, evitar que o batom se acumule nas pequenas linhas ao redor dos lábios. Alguns lápis servem também como batom: possuem acabamento matte e têm durabilidade estendida nos lábios.

COMO USAR

O segredo é escolher um lápis de contorno da cor dos lábios ou da cor exata do batom que será usado. Também pode ser usado após a aplicação do batom, para definir melhor o contorno dos lábios.

Para aumentar a durabilidade do batom, passe o lápis em toda a boca e depois aplique o batom. A cor permanecerá por muito mais tempo.

BATOM

Dá brilho e cor, realçando os lábios. Além dos batons clássicos, hoje há batons matificantes (opacos), gloss, ultrabrilhantes, com purpurina, de longa duração e até com partículas de ouro em pó. Alguns batons atuais equivalem a um produto de tratamento para os lábios, contêm componentes hidratantes, que protegem contra o ressecamento, e fator de proteção solar, que forma um escudo antirraios ultravioleta.

COMO USAR

O batom pode ser passado diretamente nos lábios, mas certamente dará melhor efeito se for aplicado com a ajuda de um pequeno pincel. De dia, evite tons fortes e artificiais – vermelho, vinho, laranja. Os marrons, os beges e os bronzes são neutros e funcionam bem de dia, combinando com todos os tons de roupas. Na maquiagem da pele negra, tanto para o dia quanto para a noite, uma boca clarinha tornará os lábios (já normalmente carnudos) ainda mais salientes. O ideal é aplicar um batom mais fechado para o vinho ou para o roxo, podendo ser escurecido com lápis preto ou marrom, obtendo-se uma bela mistura de cores.

RECOMENDAÇÃO

O batom que perdeu a validade pode ser facilmente reconhecido. Seu cheiro fica desagradável, ligeiramente azedo. Não use, pois pode causar danos à saúde.

TEXTURAS DOS COSMÉTICOS

ACETINADA • Essa textura proporciona o acabamento macio do cetim. Está presente em bases, sombras e cosméticos líquidos, que deslizam com facilidade.

CREMOSA • Oferece aparência oleosa e úmida.

GLOSS • Proporciona alto teor de brilho, mas tem curta duração. Disponível em batons.

IRIDESCENTE • Textura presente em sombras, blushes, pós e bases, provoca mudança de tom conforme o ângulo da luz, dando brilho.

LUMINOSA • Ilumina o rosto e disfarça zonas escuras.

METÁLICA • Confere um efeito metálico e futurista. Deve ser usada com cuidado no rosto, mas cai muito bem em esmaltes.

OPACA • Encontrada em bases, sombras, pós, blushes e batons. Cosméticos com essa textura são usados para corrigir e não têm efeito brilhante. A indicação é para uso em peles oleosas.

PEROLADA E CINTILANTE • Presente em pós, sombras, esmaltes, blushes e batons. Essa textura sugere tons pérola na maquiagem e brilhos difusos.

TRANSLÚCIDA • Comum em sombras e em pós faciais. Proporciona cobertura suave e transparente a todos os tipos de pele.

TRANSPARENTE • Base e pó transparentes valem para todas as peles, porque são bem suaves. Mesmo nos batons, a aparência será menos maciça.

INSTRUMENTOS DE TRABALHO DO MAQUIADOR

A variedade de instrumentos para a maquiagem é grande e sua utilização depende do efeito que se quer obter. Dos básicos, como apontador e pinça, aos apropriados a cada tipo de aplicação, como esponjas e pincéis para blush e sombras, o importante é saber a função que cada um tem para o sucesso da maquiagem. Há agora o polêmico air brush, um aparelho que permite a maquiagem com jatos de tinta. Muitos maquiadores o consideram perigoso para maquiagens sociais, porque exige muita precisão no uso; a maioria prefere o equipamento para maquiagens de caracterização de personagens. Cada instrumento em maquiagem tem sua função bem definida, e há itens necessários para higiene antes e durante a execução do make.

PINCÉIS

Há vários tipos e modelos, variando de acordo com o produto a ser aplicado no rosto. As cerdas têm tamanho e formato adequados para a aplicação de cada produto.

As naturais são indicadas para produtos em pó, e as artificiais para produtos líquidos, cremosos ou em gel. Os pincéis de cabo grosso e um pouco mais compridos facilitam o manuseio e dão mais segurança ao maquiador. Os pincéis devem ser usados respeitando-se o sentido de suas cerdas, pois assim eles têm a vida útil prolongada.

Os melhores pincéis, apesar de mais caros, são os de cerdas naturais de lontra, marta, pônei ou vison. As cerdas naturais possuem cutículas que distribuem melhor o pó durante a aplicação. Entre os de cerdas artificiais, os melhores são os de fibra óptica, também conhecidos como duo fiber. Os de cerdas de náilon, em geral ásperas, brilhantes e duras, não retêm o pó e o efeito da maquiagem não fica homogêneo.

PINCEL PARA BASE E PARA CORRETIVO

São pincéis de cerdas sintéticas, de várias formas e tamanhos, sendo cada um usado para uma finalidade e para cada espaço do rosto. As bases e os corretivos devem ser aplicados depositando-se o produto e nunca arrastando.

PINCEL PARA PÓ

Quanto mais macio, melhor. Abundantes cerdas naturais arredondadas ou de seda facilitam a aplicação. Para pó, o melhor pincel é o duo fiber, com cerdas brancas na extremidade do pincel. Ele possui tamanhos de cerdas diferentes para melhor depósito e polimento do produto na pele. Deve ser maior do que o pincel utilizado para o blush.

A HIGIENE DOS PINCÉIS

Os pincéis devem sempre ser limpos depois de usados. Basta bater delicadamente sua ponteira contra a mão para retirar o resto de pó antes de limpá-los. Tanto os de cerdas naturais quanto os de artificiais podem ser lavados com água fria e sabão neutro ou com produtos específicos existentes no mercado. Eles devem secar deitados sobre uma toalha, jamais com as cerdas para baixo. Tampouco para cima, para evitar que a água se infiltre no cabo do pincel. A higiene não só preserva o material do profissional, mas também a saúde da pele dos clientes.

PINCEL PARA BLUSH

Um pouco menos espesso do que o pincel do pó, mas ainda deve ter cerdas abundantes. O mais indicado é o redondo, espesso e macio. Uma boa opção são os leves e achatados, que seguem o desenho das maçãs do rosto. Deve estar sempre bem limpo, para não criar tons mutantes com o uso.

VASSOURINHA

Pincel largo, faz uma limpeza no rosto, retirando pelos, poeiras coloridas e grânulos brilhantes no fim da maquiagem.

PINCEL DE SOMBRA

São pincéis levemente achatados, com cerdas de tamanhos diferentes e que fazem a curvatura da pálpebra. Eles são conhecidos como pincéis de depósito de sombra. Podem ser grandes, pequenos, curtos ou longos, mas todos muito parecidos. O de cerdas arredondadas e achatadas é ideal para esfumar. O chanfrado é mais indicado para sombras escuras e também pode ser usado para definir as sobrancelhas. O de cerdas alongadas espalha a sombra por toda a região do olho. Os pincéis para esfumar são indicados para fundir as cores. São pincéis mais compridos e com cerdas mais "soltas" e de diferentes tamanhos. Eles acentuam os côncavos, unem as cores de sombras e criam efeitos de profundidades nas pálpebras. Há ainda os pincéis finos para esfumados mais direcionados e concentrados. Também podem ser usados para esfumar lápis.

PINCEL COM PONTA DE ESPUMA

A espuma retém a sombra de forma mais eficaz e permite melhor aplicação, evitando que grânulos de sombra caiam em outras partes do rosto. Indicado também para a região inferior do olho.

PINCEL DE BOCA

O ideal é usar dois tipos: um com a ponta estreita, para delinear bem os lábios, e outro com cerdas mais largas, para o preenchimento.

OUTROS INSTRUMENTOS DE TRABALHO

CURVADOR DE CÍLIOS
Chamado de curvex, é um objeto de metal usado para curvar os cílios naturais, dando-lhes mais expressividade. Deve ser desinfetado a cada uso. Os de plástico são descartáveis, e os cromados duram mais. A borracha deve ser testada antes, para não guilhotinar os cílios. Posicione o curvex na linha dos cílios, em todo o comprimento do olho, e mantenha-o pressionado por 15 segundos.

APONTADOR
Os lápis que contornam os lábios e os olhos devem estar sempre apontados. O melhor apontador é o do tipo 2 em 1, que serve para lápis de olhos e de lábios.

COTONETE
Ajuda a retirar excessos de maquiagem e a consertar pequenos erros. Promove retoques pontuais.

DISCOS DE ALGODÃO
Servem para os procedimentos de limpeza da pele e para retirar a maquiagem.

ESPÁTULAS DESCARTÁVEIS
Espécie de faca, usada para retirar produtos de vasilhames.

ESPONJAS
Deve-se ter várias e descartar no fim do uso. Usadas para aplicação de bases e corretivos.

ESPONJAS FELPUDAS
São usadas para pó facial.

ESCOVINHA PARA SOBRANCELHAS E CÍLIOS (2 EM 1)
O lado com cerdas serve para pentear as sobrancelhas antes e depois da maquiagem, e também é usado para retirar o excesso de pó e de base das sobrancelhas, dando-lhes forma. O "pentinho" serve para separar os cílios após a utilização da máscara, dando-lhes aspecto natural. Deve estar em bom estado e ser lavada antes e depois do uso.

PINÇA DE SOBRANCELHAS
Instrumento para depilar as sobrancelhas e os pelos supérfluos. Precisa ser desinfetada depois da utilização.

PAPEL ABSORVENTE
Descartável, próprio para retirar o excesso de maquiagem e outros produtos de beleza, além de ser útil para deixar a bancada sempre limpa.

PAPÉIS E PÓS ANTIBRILHO
São as novidades da indústria cosmética para evitar o suor e o brilho em fotos e filmagens em HD.

O AMBIENTE DE TRABALHO

Se os grandes maquiadores afirmam que as regras de maquiagem muitas vezes devem ser subvertidas, podemos recomendar aqui que o ambiente de trabalho apresente, além da funcionalidade, um pouco da personalidade do maquiador. Se for possível, os ambientes devem ser amplos, em tons neutros e com boa luz. Dessa forma, podem se transformar em miniestúdio para fotos das produções. Os equipamentos relacionados a seguir são de uso geral, mas podem ser adaptados, de acordo com o estilo de cada profissional.

BANCADA
Usada para apoiar os instrumentos e materiais, ajuda também na organização do maquiador. O tamanho e o formato ficam a critério de cada profissional, mas a recomendação aqui é a máxima organização na disposição dos materiais, que vai facilitar o trabalho, além de dar boa impressão aos clientes. Um ambiente onde cada coisa está em seu lugar aumenta a sensação de conforto e bem-estar tanto para o profissional quanto para o cliente.

ESPELHO AUXILIAR
Orienta o profissional durante a execução da maquiagem.

CADEIRA PROFISSIONAL
Facilita o trabalho do profissional, porque é giratória e regulável e dá conforto ao cliente. O maquiador trabalha sempre de pé, com espaço para atuar em torno desta cadeira confortável.

CARRINHO AUXILIAR
Ideal para colocar os materiais e os produtos em uso pelo maquiador, mas quem tiver uma boa bancada pode dispensá-lo. É mais usado por cabeleireiros.

CESTO DE LIXO

É importante que o cesto seja forrado com saco plástico, para que a remoção do lixo seja feita de maneira higiênica.

PIA

Para a lavagem das mãos e dos objetos usados pelo profissional. Não precisa estar aparente.

PROTETOR OU CAPA

Espécie de capa redonda e curta, feita de tecido ou plástico, própria para proteger o cliente. Pode ser descartável.

TOALHAS

De algodão, de preferência brancas e felpudas, as toalhas devem estar sempre muito limpas e cheirosas. São usadas para proteger a roupa das clientes dos resíduos de maquiagem e também para limpar pincéis.

MÁSCARA DESCARTÁVEL

Destinada a cobrir o nariz e a boca do maquiador durante a maquiagem, como medida de higiene. É opcional. Nem sempre o cliente se sente bem com aquele mascarado à sua frente.

JALECO

Já foi indispensável. Alguns salões exigem o uso, e há maquiadores que gostam de uniformes, brancos ou pretos. Outros preferem sua própria roupa, que apresenta seu estilo e já comunica ao cliente um pouco de sua personalidade. Esse é um assunto que deve ser decidido de comum acordo.

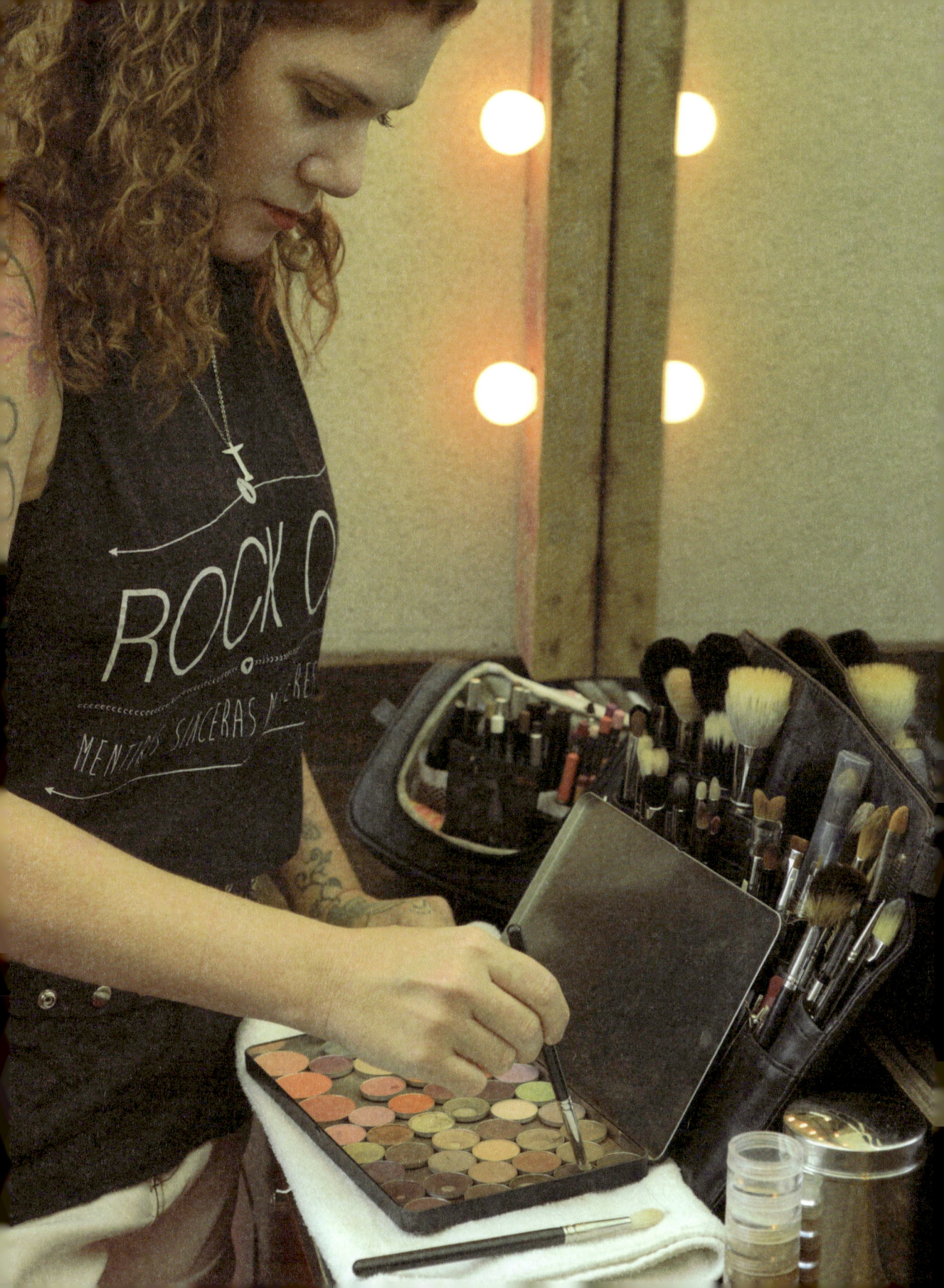

4

MAQUIAGEM PASSO A PASSO

A FISIOLOGIA DA PELE

Boa técnica e produtos de última geração não bastam para uma boa maquiagem. A maquiagem no século XXI ficará bem feita especialmente se a pele estiver bem tratada. Isso significa que o maquiador precisa indicar aos clientes novos hábitos de consultas constantes a dermatologistas e esteticistas, seus aliados no bom resultado de seus trabalhos. O maquiador precisa ter conhecimentos sobre a fisiologia da pele para poder lidar com ela. Sem almejar os domínios dos procedimentos médicos ou estéticos, o maquiador, no entanto, tem a responsabilidade de se manter atualizado sobre as descobertas da ciência ou da cosmetologia que podem mudar para melhor as técnicas de manipulação da pele.

A pele é o maior órgão do corpo humano, formando uma barreira fina entre o ser e o mundo exterior. É por meio da pele, do tato, que faremos contato com os outros, com o lado de fora, direta ou indiretamente. Hoje, a neurociência comprova que a pele tem neuroceptores que captam, em camadas muito sutis, vibrações de perigos ou ameaças que sequer chegam à consciência, mas são processadas pelo corpo e desencadeiam descargas hormonais para acionar movimentos de fuga, luta, paralisação ou aproximação segura e confiante. É desse processo neuroceptivo da pele e dos demais sentidos (visão, olfato, audição, palavra/prosódia) que resultam expressões populares como "tenho afinidade com fulano, é uma questão de pele" ou "não tenho afinidade, não tem química entre nós". Talvez nessa química esteja a presença ou ausência do hormônio oxitocina, produzido em encontros afetivos e seguros entre homens e mulheres, amigos, mãe e filhos, o conhecido hormônio do amor.

A pele desempenha também funções importantes, como nos proteger da poluição e dos raios ultravioleta do sol, eliminar toxinas por meio de suas glândulas sudoríparas e regular a temperatura do corpo. Por meio da pele percebemos o frio e o calor, e por ela são distribuídos nutrientes e oxigênio para os nervos, as glândulas, os cabelos e as unhas.

A boa maquiagem dependerá, portanto, do bom funcionamento das glândulas sebáceas, presentes na derme. Elas fabricam e expelem sebo, cuja finalidade é manter a pele elástica e lubrificada. Se essas glândulas apresentam alguma disfunção, podem gerar problemas. Quando estão superativas, a oleosidade aumenta e surgem os populares cravos (ou comedões, no termo científico) e acne. Quando produzem pouco sebo, a pele pode se tornar seca e quebradiça.

Veremos a seguir a composição da pele e sua classificação, que se baseia em seus teores de gordura (teores lipídicos). Temos a pele oleosa, também chamada de lipídica (com gordura); a pele seca, sem oleosidade; a pele normal ou equilibrada em seus níveis de gordura. Nem sempre, porém, a pele apresenta apenas uma característica. Ela pode ser mista, seca nas laterais do rosto e oleosa, por exemplo, na região central da testa, do nariz e do queixo.

A COMPOSIÇÃO DA PELE

Epiderme • Camada mais superficial, que fica em contato com o meio ambiente e funciona como uma barreira protetora das agressões externas. Nela estão os melanócitos, células que contêm melanina, substância responsável pela cor da pele, dos olhos e dos cabelos.

Derme • Camada intermediária, formada por fibras de colágeno e elastina, as quais conferem elasticidade e tonicidade ao rosto. Na derme estão as glândulas sudoríparas, as glândulas sebáceas, as raízes dos pelos e as terminações nervosas.

Hipoderme • Camada mais profunda, composta por células gordurosas e vasos sanguíneos mais espessos. Ela acumula energia, molda o corpo e controla a temperatura corporal.

TIPOS DE PELE

Identificar o tipo de pele a ser tratada é fundamental para a escolha dos cosméticos adequados. O uso de produtos de qualidade, preferencialmente hipoalergênicos, é a primeira preocupação. Em outras palavras, é fundamental que se saiba a linha de produtos que será aplicada na pele antes que a maquiagem se inicie.

PELE NORMAL OU EUDÉRMICA

Possui um bom equilíbrio entre secreções hídricas e oleosas. Ela não apresenta oleosidade excessiva nem é muito seca. É aveludada, elástica, com granulação fina. De aparência saudável, é macia, suave ao tato, nem brilhante nem opaca, tem boa coloração e poros regulares. É de fácil manutenção. Poucas pessoas têm pele normal.

COMO CUIDAR

A pele normal praticamente se cuida sozinha. Para mantê-la assim, é fundamental seguir uma rotina que preserve o seu equilíbrio natural: dieta saudável (privilegiando o consumo de água, verduras, frutas e alimentos ricos em fibra), exercícios físicos e boas noites de sono. Além disso, para remover as impurezas e as células mortas, é importante fazer uso diário de um agente de limpeza (loção suave ou sabonete líquido, para não agredir a pele), seguido de um hidratante leve (prefira produtos em forma de emulsão ou gel, com vitaminas A, C e E, ceramidas e extrato de aloe vera), preferencialmente com fator de proteção solar. A aplicação do tônico deve ser ocasional. Seguindo todas essas dicas, as espinhas serão raras.

PELE SECA OU ELÍPTICA

Apresenta textura fina e um pouco áspera, poros invisíveis, pouca elasticidade e tendência à descamação, manchas e rugas. É a que precisa de mais cuidados para prevenir o envelhecimento precoce. Geralmente

tem aspecto farináceo por causa das escamas de células mortas da epiderme. Suas glândulas sebáceas apresentam funcionamento deficiente. A pele seca é sensível ao frio e aos raios solares. Pele seca não é pele desidratada, mas os termos se confundem, porque há uma relação direta entre o sebo (gordura ou óleo) e a desidratação: a ausência de sebo facilita o processo de evaporação, tornando a pele permeável, o que dificulta a retenção de água. Assim, quando dizemos que uma pele é seca, estamos nos referindo a uma pele "seca de óleo ou gordura" e, consequentemente, "seca de água". É por isso que as mulheres com pele seca precisam abusar do consumo de água, ingerindo, no mínimo, dois litros por dia.

COMO CUIDAR

A pele seca necessita de lubrificação da camada superficial, muita hidratação e nutrição intensiva. Assim, para a limpeza, use cremes mais hidratantes e evite os sabonetes em barra (que deixam a pele mais áspera e ressecada). Em seguida, aplique o tônico – os com álcool devem ser evitados – e use cremes mais espessos (criam um filtro sob a superfície da pele que diminui a perda de água) à base de lactato de amônia, ureia e óleo de maracujá, pois são hidratantes. Esses também podem ser usados logo após o banho, com a pele ainda úmida. O hidratante deve ser na forma de creme, à base de gingko biloba e hamamélis. Para driblar a tendência a rugas precoces, a hidratação de dentro para fora também é fundamental. Além do consumo abundante de água, devem-se privilegiar alimentos que contenham vitamina E (como arroz integral, óleos vegetais e germe de trigo) e ácidos graxos ômega 3 e 6 (presentes em certos peixes). Não se deve usar pancake neste tipo de pele. Hoje, os produtos indicados são os de linha HD, de textura bem fina, mas é fundamental que o maquiador indique a hidratação aos clientes de pele seca.

PELE OLEOSA OU LIPÍDICA

Tem textura mais grossa e aspecto brilhante, poros visíveis e é bem oleosa ao toque. A produção de sebo varia de intensidade e nível, desde o mais leve ao mais grave (chamado de seborreia). Apresenta tendência a comedões e espinhas. Seu brilho é úmido, principalmente nas abas do nariz, no queixo e na testa. Os poros são dilatados e obstruídos pelo excesso de gordura. Por outro lado, a pele oleosa é mais resistente a agentes agressivos, como o sol, envelhecendo menos do que a pele seca. A gordura protege e ajuda a manter sua umidade. Mas nem sempre a pele oleosa pode ser considerada hidratada. Hidratação tem a ver com água, e oleosidade, com produção de sebo. Uma pele oleosa pode ficar desidratada se for submetida a um processo excessivo de limpeza, com agentes altamente detergentes.

COMO CUIDAR

A pele oleosa deve ser lavada duas vezes ao dia com agentes de limpeza suaves, preferencialmente com um gel de limpeza adequado ao tipo da pele. É importante resistir à tentação de lavar o rosto várias vezes ao dia, o que acabaria deixando a pele ainda mais oleosa – a remoção excessiva do óleo cria um estado de ressecamento que realimenta a produção de sebo pelas glândulas. Esse tipo de pele também precisa de hidratação profunda. Deve-se lançar mão de hidratantes específicos (na forma de gel ou gel creme) e também daqueles compostos por vitaminas A, C e E, e extratos vegetais, como aloe vera. Produtos cremosos ou gordurosos (à base de óleo) devem ser evitados. Uma base com lipossomas é aconselhada para esse tipo de pele, e o pancake tem aceitação maior para uma maquiagem profissional, devendo ser bem aplicado com esponja umedecida para ajudar a retirar a oleosidade. Ainda que a tecnologia HD (para fotos e filmes de eventos, além da TV) não indique coberturas espessas, a pele acneica vai exigir um preenchimento suficiente para esconder suas imperfeições.

PELE MISTA
Apresenta oleosidade na chamada zona T (testa, nariz e queixo), ressecamento nas maçãs do rosto e em volta dos olhos, e opacidade nas

laterais. Pode desenvolver cravos nas regiões oleosas. Além disso, nos tempos frios está sujeita a descamar.

COMO CUIDAR

A rotina de tratamento da pele mista é a mesma de uma pele oleosa: limpeza, tonificação e hidratação. Na limpeza, prefira loções suaves, sabonetes líquidos ou um gel de limpeza. Na tonificação, dê preferência aos produtos que não sejam à base de álcool. Na hidratação, o hidratante é o mesmo indicado para uma pele oleosa. Mas vale saber que já existem no mercado – em farmácias de manipulação – produtos de dupla ação (específicos para pele mista), que hidratam onde a pele é seca e controlam o brilho onde ela é mais oleosa. A pele mista deve ser trabalhada com bases secas e pancake.

A PREPARAÇÃO DA PELE

Antes de iniciar a maquiagem, porém, é preciso estar atento a importantes detalhes. A pessoa a ser maquiada deve permanecer em posição confortável durante todo o processo e seus cabelos já devem estar preparados. Isso porque o ar quente do secador pode estragar a maquiagem.

O rosto precisa estar limpo para receber a maquiagem e permitir sua fixação. Seja qual for o tipo de pele, o ideal é obedecer a uma rotina de limpeza profunda (limpeza + tonificação), seguida de hidratação. Este ritual em três etapas evita efeitos negativos como o brilho ou a aparência envelhecida na hora da maquiagem, embora haja no mercado os produtos funcionais, como os sabonetes que limpam, tonificam e hidratam.

A higienização e a hidratação devem ser feitas com produtos escolhidos de acordo com o tipo de pele, que, nesse momento, já devem estar definidos. Atenção: antes de começar o trabalho, certifique-se de que suas mãos e seus materiais estejam devidamente limpos.

PRIMEIRO PASSO • LIMPEZA

Caso a pele tenha vestígios de maquiagem, é necessário usar um demaquilante antes da limpeza. Os produtos que retiram maquiagem têm texturas diversas: creme, gel, musse e emulsão – opte pelo que for mais adequado ao tipo de pele. Inicie pelos olhos, preferencialmente, utilizando um demaquilante específico para essa região (a pele ao redor dos olhos é 30 vezes mais fina do que a do restante do rosto). Tanto nos olhos quanto nos lábios, faça movimentos de dentro para fora. No rosto, o demaquilante deve ser colocado em pequena quantidade em diversos pontos e, se sua textura for cremosa, espalhado de baixo para cima e de dentro para fora. Remova-o com lenço de papel ou com um leite de limpeza.

Já os produtos de limpeza se apresentam nas seguintes texturas: líquido, creme, loção, leite ou gel. Escolha o que melhor se adequar ao tipo de pele. Com os dedos, faça movimentos circulares para cima e para fora em todo o rosto. No pescoço, faça somente movimentos ascendentes em direção ao queixo. Não friccione a pele, os movimentos devem ser leves. Leia as instruções da embalagem do produto para saber se ele deve ser retirado com água ou com algodão. Esta limpeza elimina impurezas e células mortas, o que melhora a respiração e a oxigenação da pele.

Para não infectar os produtos, nunca deixe o algodão, as esponjas e os pincéis entrarem em contato direto com a embalagem; tampouco os instrumentos de trabalho devem ser colocados dentro dos frascos.

SEGUNDO PASSO • TONIFICAÇÃO/ADSTRINGÊNCIA

A aplicação da loção tônica complementa a eliminação de impurezas da pele, retirando qualquer vestígio que ainda persista nos poros. Este produto também desempenha uma ação adstringente: realiza a constrição (fechamento) dos poros, deixando o rosto mais firme. A tonificação prepara a pele para receber melhor o hidratante e restaura o seu pH natural. Umedeça um chumaço de algodão com a loção tônica e aplique sobre o rosto em movimentos ascendentes e para fora, comprimindo levemente a pele. No pescoço, faça movimentos ascendentes suaves. Não friccione a pele, e evite a área dos olhos. Não enxágue.

Nas peles normais e secas, o ideal é optar por uma loção tônica hidratante. No caso das peles oleosas e mistas, deve-se utilizar uma loção tônica adstringente e livre de álcool. Ela retira o excesso de oleosidade e fecha os poros. Em geral, este tipo de produto possui fórmula não comedogênica (apesar de fechar os poros, não os obstrui).

TERCEIRO PASSO • HIDRATAÇÃO

A aplicação do hidratante facial é uma etapa importante e não deve ser negligenciada, porque ele sustenta e mantém a maquiagem. Esse procedimento proporciona a infiltração de elementos hidratantes nas camadas da pele e a formação de uma película protetora natural, que impede os líquidos de evaporarem. Escolha o produto mais indicado para o tipo de pele, preferencialmente com protetor solar na fórmula – uma barreira contra os nocivos raios UVA e UVB, que podem levar ao câncer de pele.

Aplique o hidratante em pontos do rosto e espalhe em movimentos firmes e repetidos, para cima e para fora. Não friccione a pele. Se quiser, pode dar pequenas batidinhas com a ponta dos dedos enquanto o espalha. Na área dos olhos, aplique um hidratante específico para essa região; primeiro, sobre a pálpebra superior e, depois, sobre a inferior. Massageie as pálpebras com a ponta do dedo, realizando um movimento circular de fora para dentro. No pescoço, faça movimentos descendentes. Em todas as partes do rosto, espalhe o produto até sua completa absorção.

Muitos hidratantes do mercado, hoje, podem funcionar como base, e muitas bases já são hidratantes. Veja as alternativas dos BB Creams e dos CC Creams no mercado. A escolha do produto mais indicado para cada situação deve ser precisa, preferencialmente com indicação do dermatologista ou esteticista.

Depois da preparação da pele com as etapas de higienização, tonificação e hidratação, passamos diretamente para a maquiagem. A consultora Carla Barraqui preparou quatro looks que serão mostrados passo a passo para que nenhum detalhe passe despercebido. São eles: uma maquiagem para dia e outra para noite, uma para noiva e outra para pele madura.

MAQUIAGEM PARA O DIA

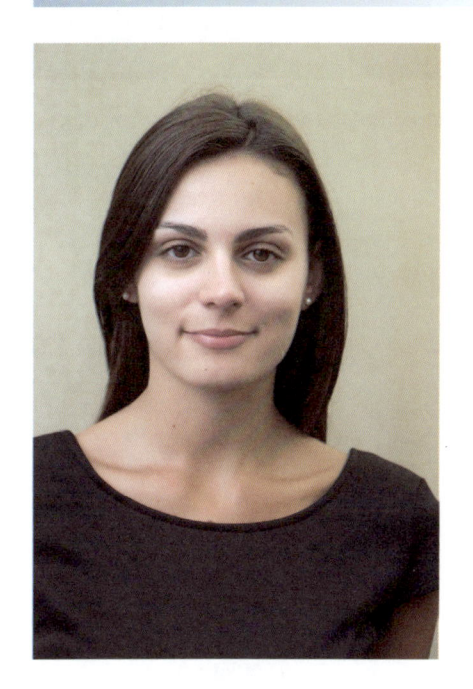

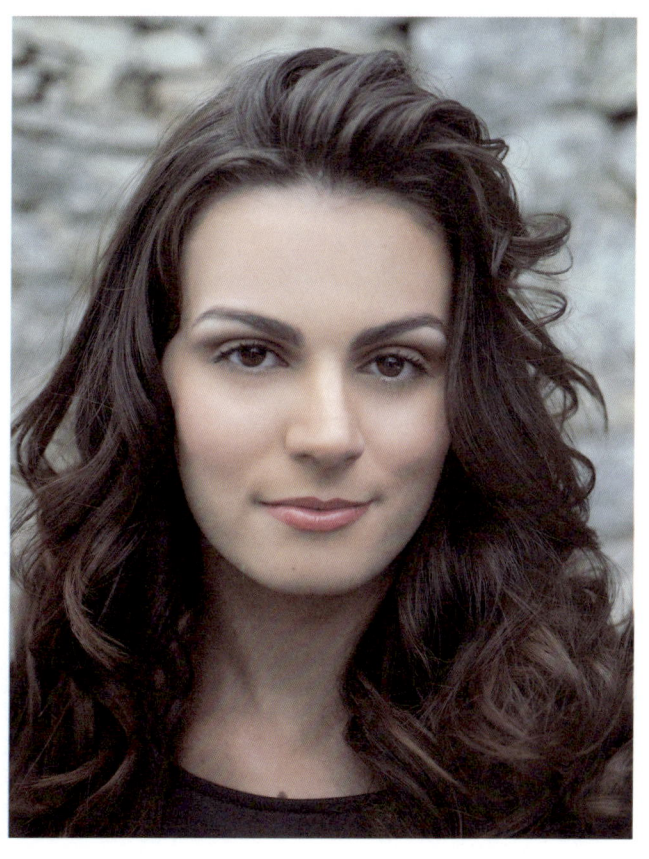

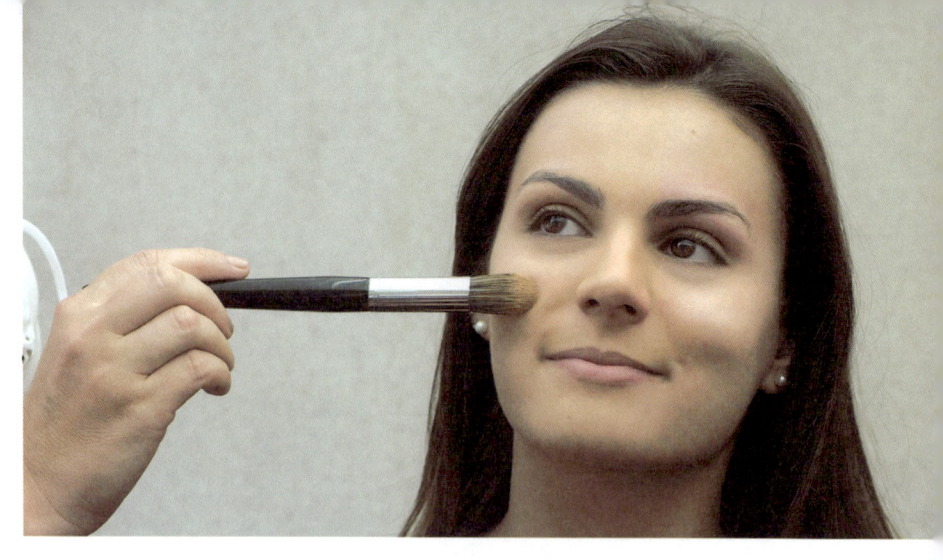

PASSO A PASSO

Antes de tudo, protetor solar. Em seguida, uma camada leve de base em todo o rosto e um pouco de corretivo, só para esconder as olheiras e manchas na pele.

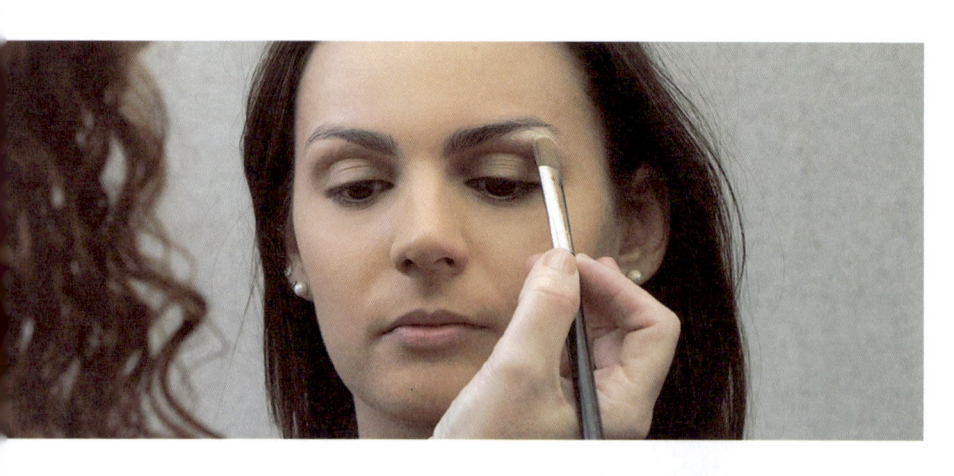

Na maquiagem para o dia, uma base iluminadora no canto externo abaixo das sobrancelhas valoriza a aparência saudável, a luz, a claridade.

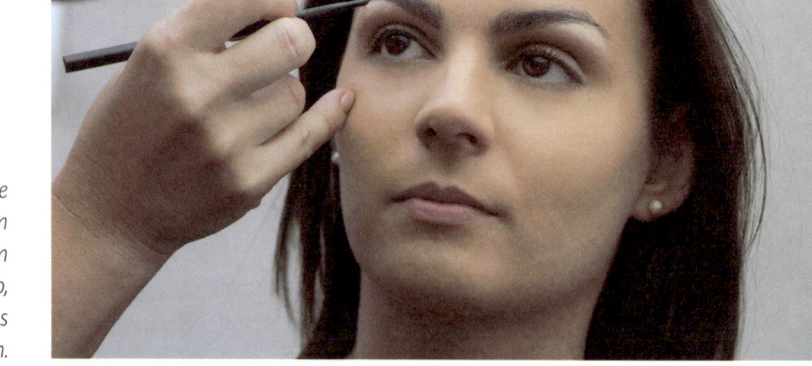

A sobrancelha deve estar muito bem marcada. Para dar um acabamento perfeito, lápis para sobrancelhas marrom.

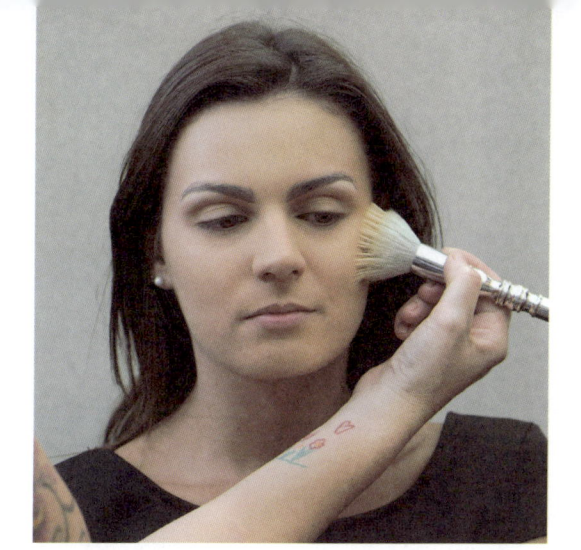

O pó solto aplicado em movimentos circulares deixará a pele com uma aparência aveludada. Mas, para retocar a maquiagem durante o dia, um pó compacto deve estar sempre na bolsa.

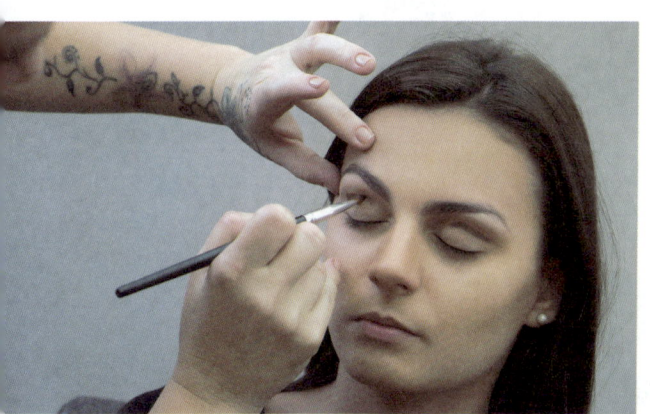

Marrom é neutro e combina com qualquer roupa e ocasião. Aqui, uma sombra compacta cobriu toda a pálpebra móvel. Para dar maior profundidade ao olhar, o côncavo foi marcado com sombra marrom mais escura.

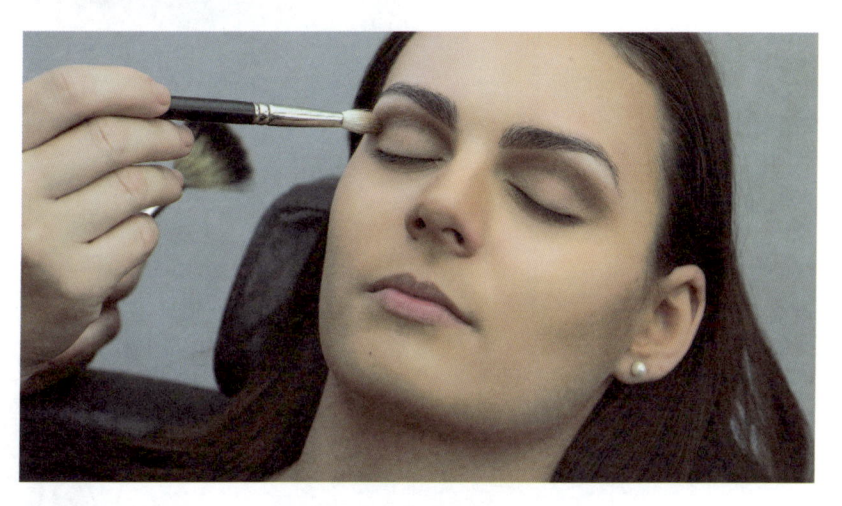

Em seguida, a sombra usada para marcar o côncavo foi esfumada com um pincel limpo para fundir as duas tonalidades de marrom, deixando o acabamento mais natural, o que é muito importante na maquiagem para o dia.

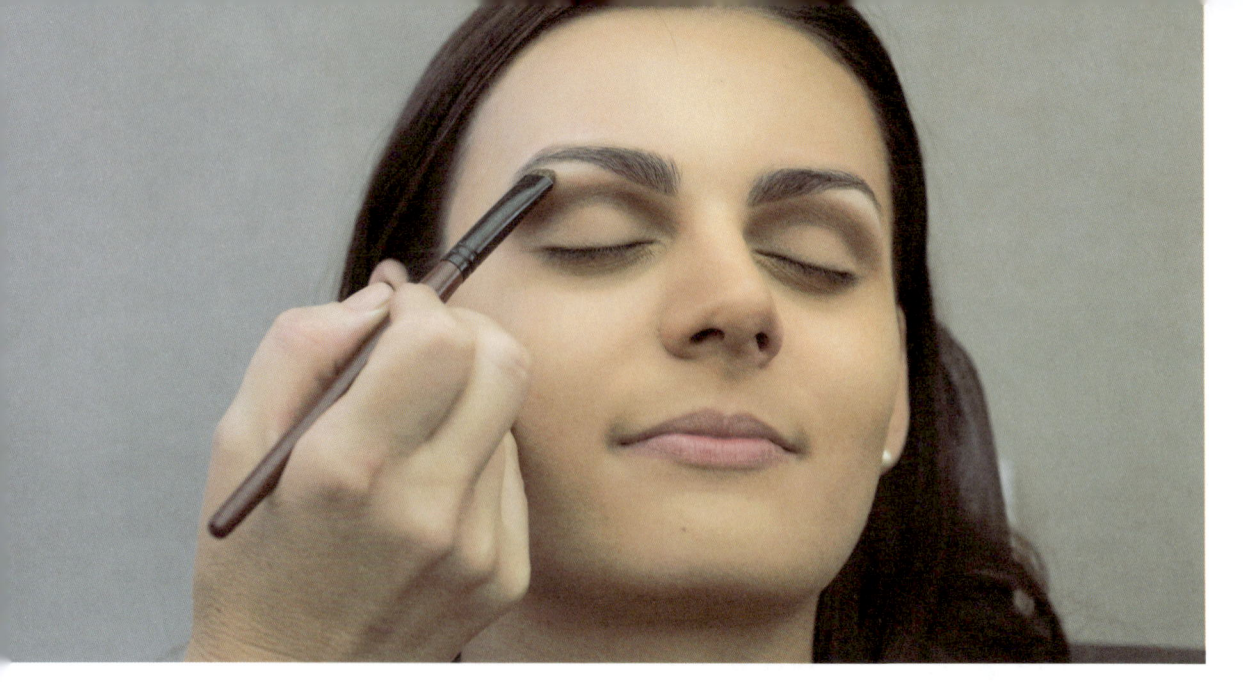

Para finalizar, vale a pena reforçar a iluminação com um pouco de sombra clara opaca abaixo das sobrancelhas, no canto externo.

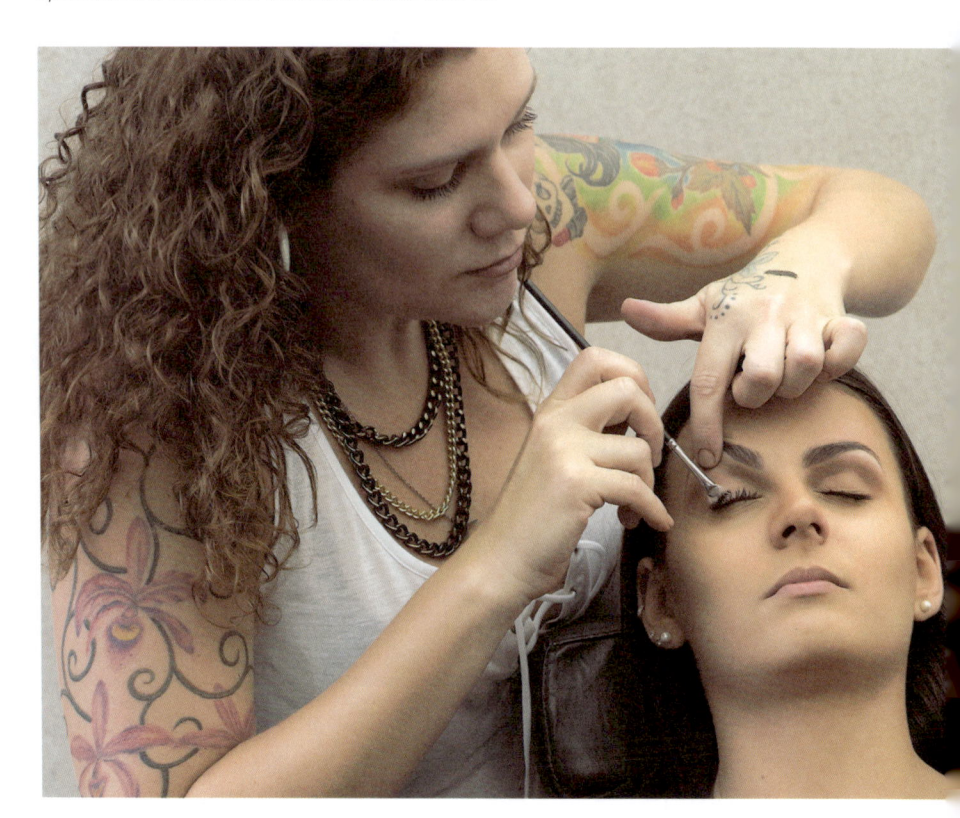

Para cobrir bem a raiz dos cílios, um pouco de máscara com um pincel fino. Esse efeito também pode ser conseguido com delineador líquido.

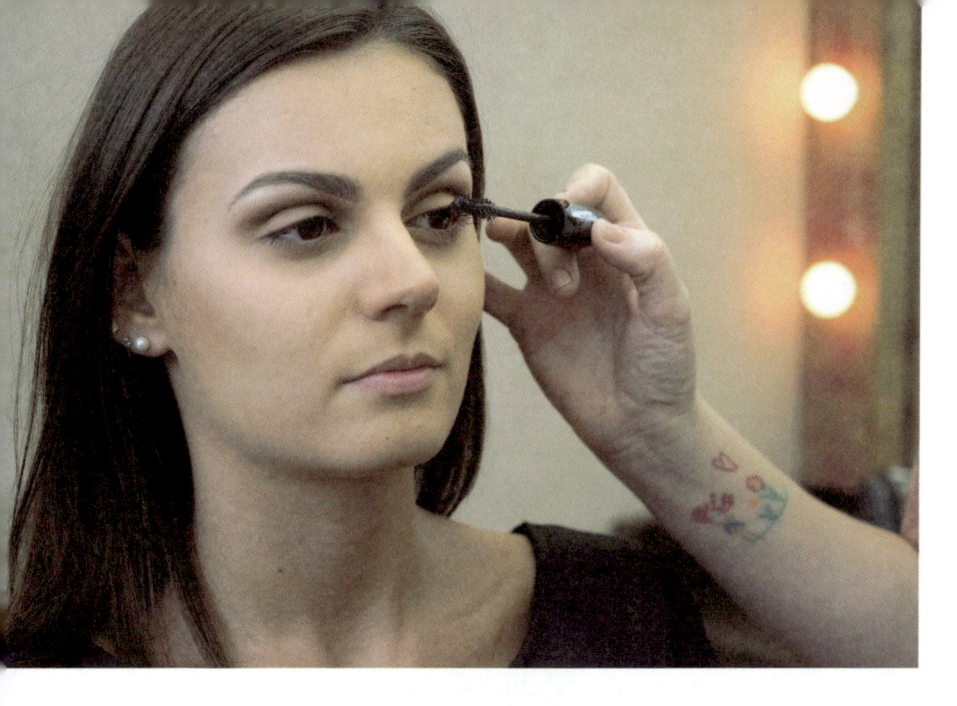

A máscara sempre deve ser aplicada da raiz para a ponta dos cílios. Na maquiagem dia, o ideal é usar uma camada mais forte nos cílios superiores e uma bem suave nos cílios inferiores.

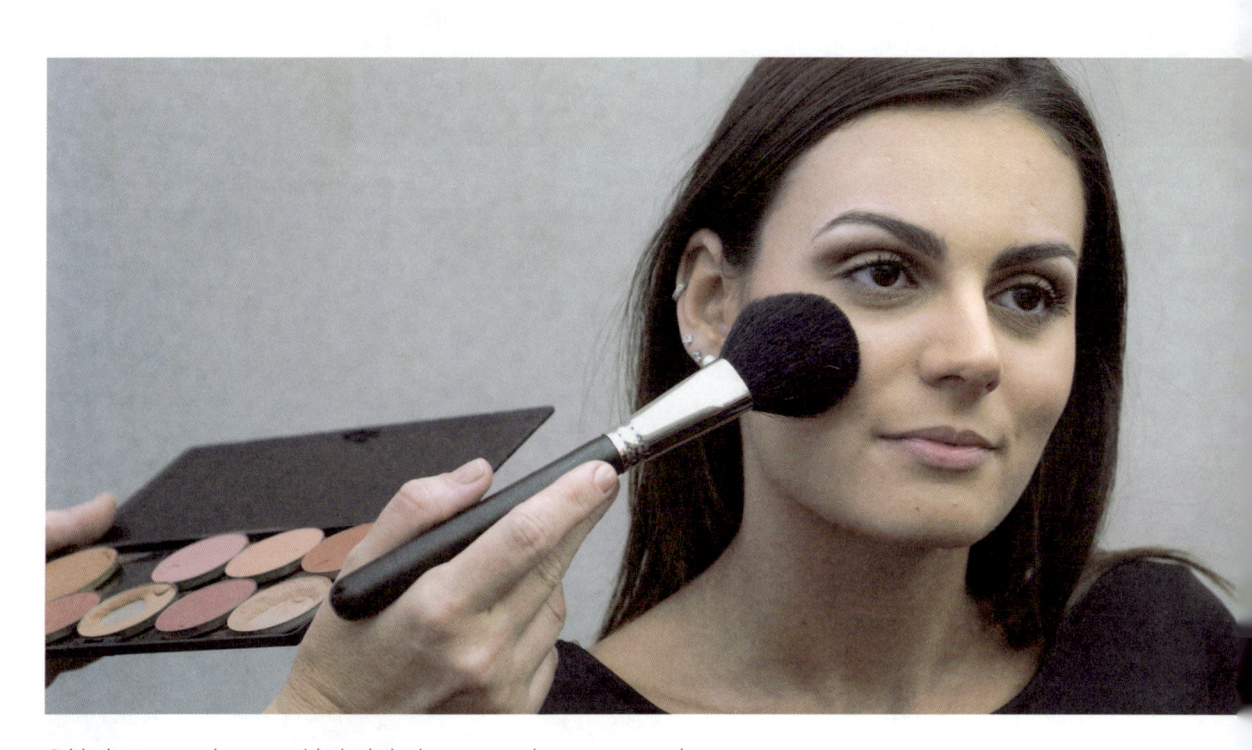

O blush acompanha a suavidade do look, com tons levemente rosados, apenas para dar um leve colorido ao rosto.

105

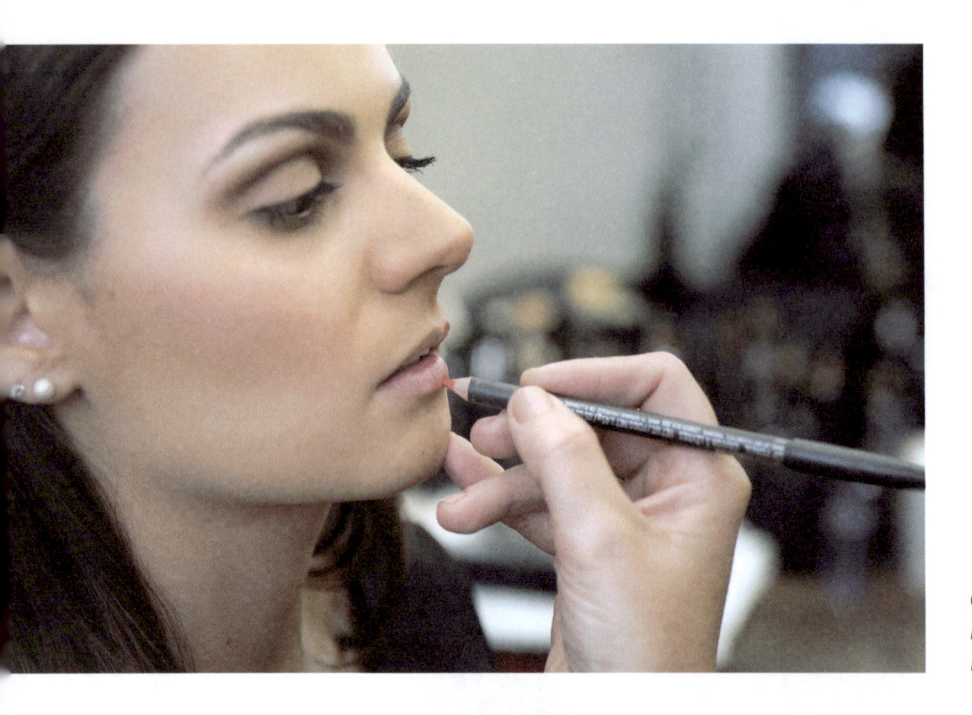

O lápis coral em todo o lábio para desenhar a boca e fixar a cor.

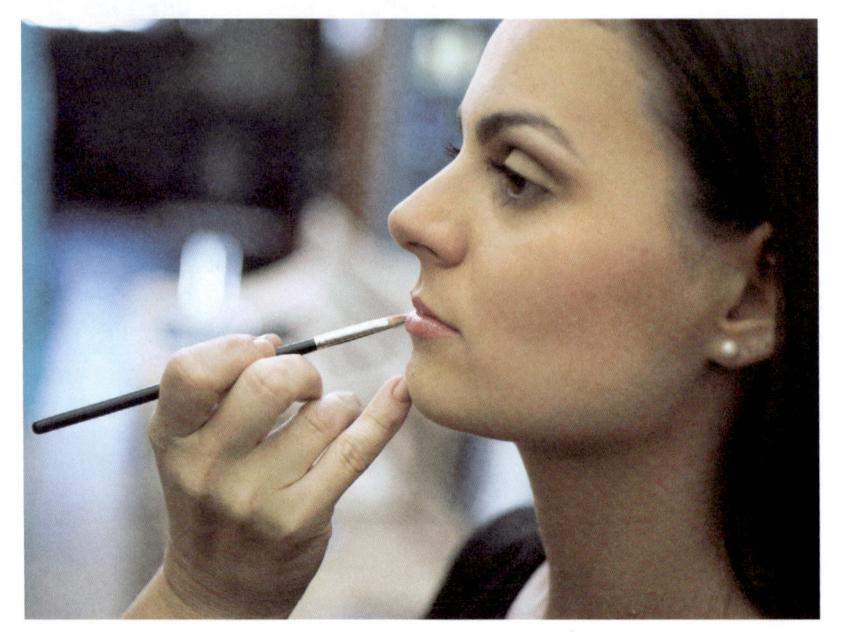

Para conferir luminosidade, um batom levemente cintilante completa o visual.

106

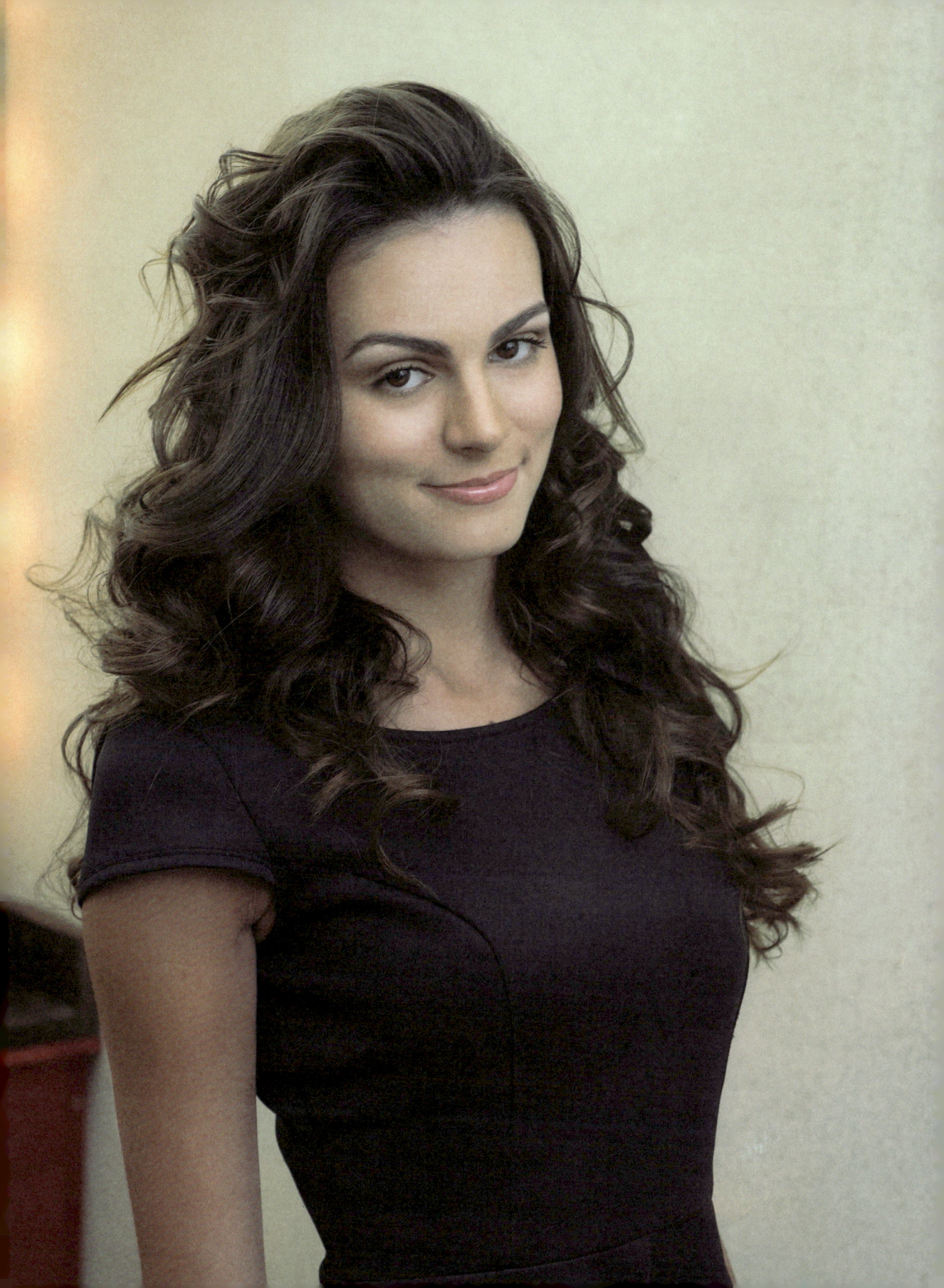

MAQUIAGEM PARA A NOITE

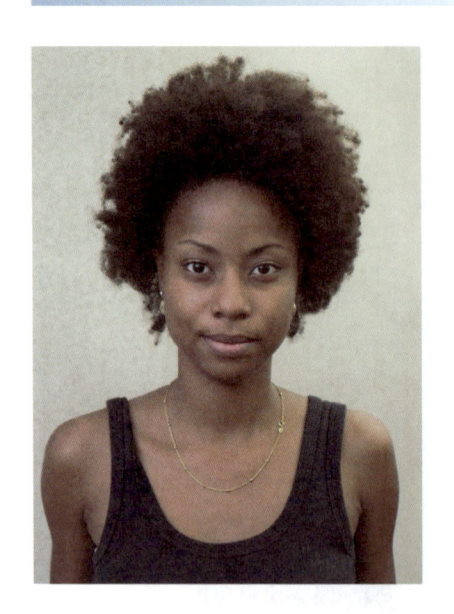

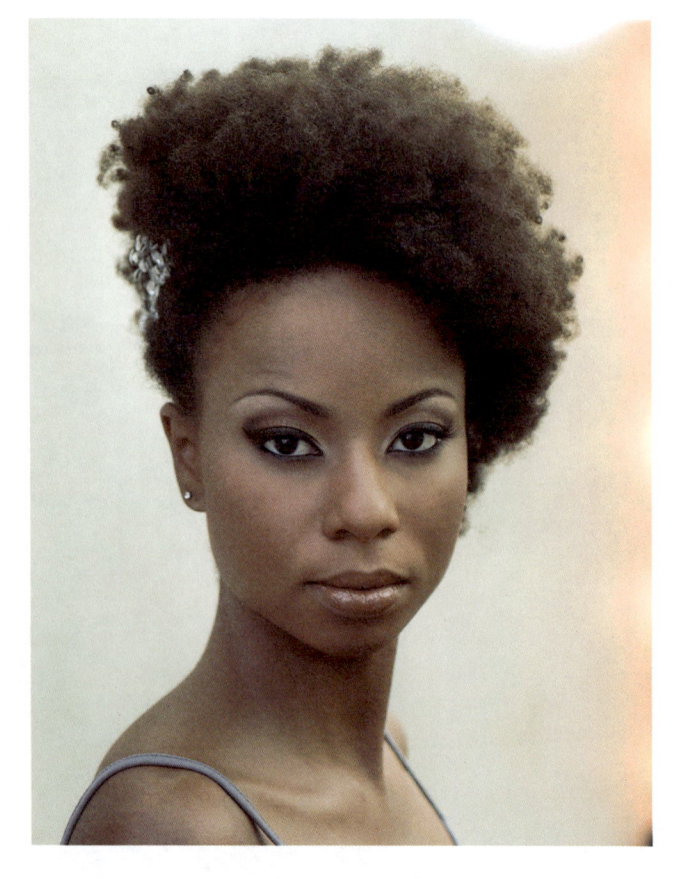

108

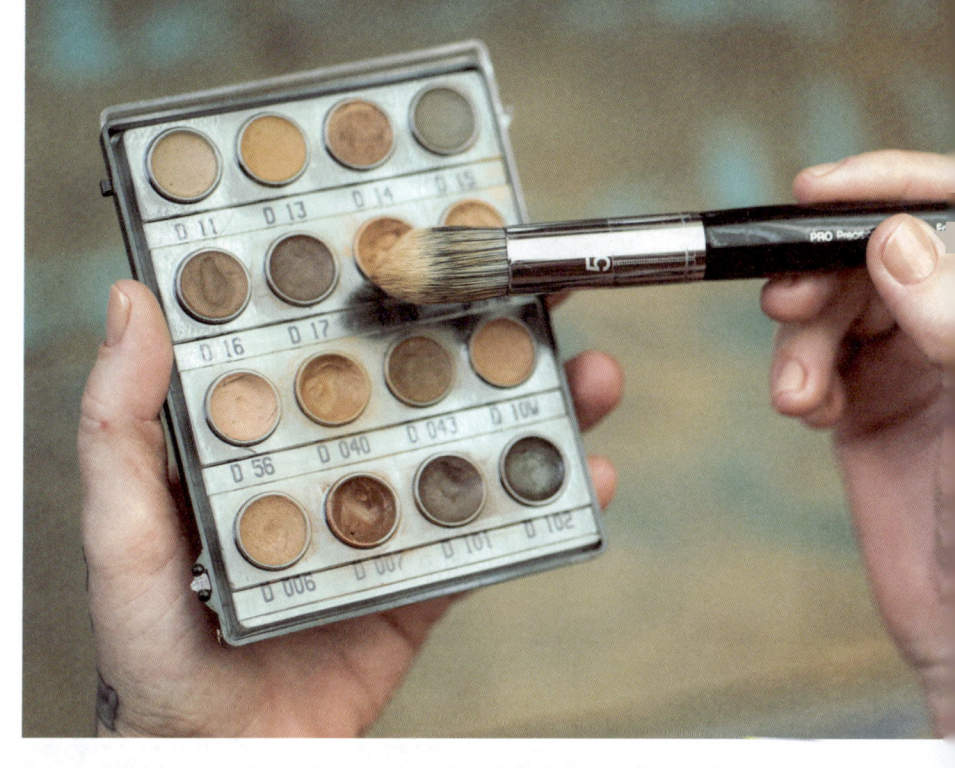

PASSO A PASSO

Em primeiro lugar, uma boa paleta com grande variedade de tonalidades de base. Como a pele negra tem muitas nuances de cor, para encontrar o tom certo de base, quase sempre, é preciso misturar duas ou mais tonalidades.

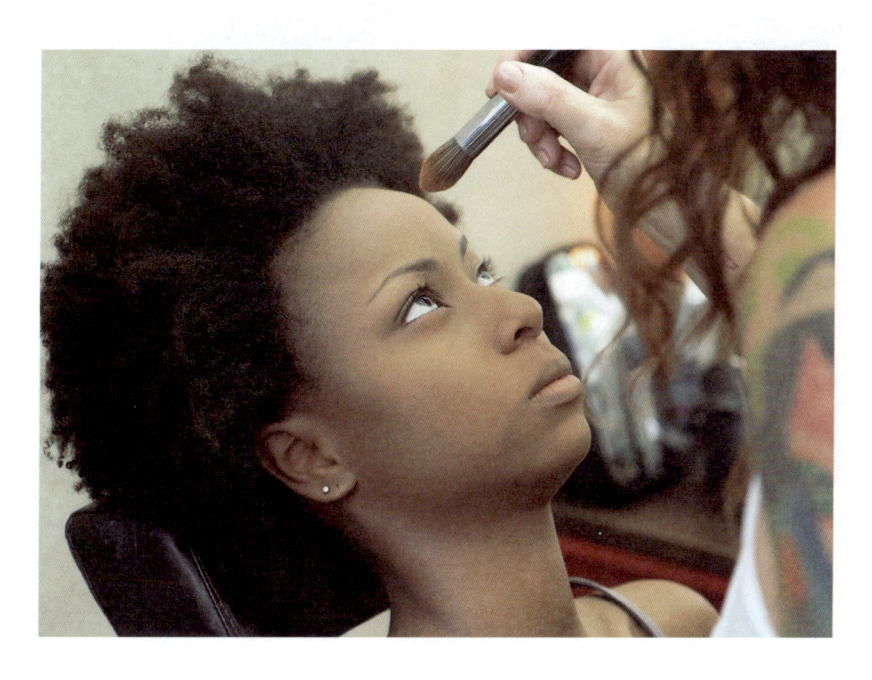

Para uma cobertura perfeita, a base foi depositada na pele suavemente, sem arrastar o pincel. Os contornos foram ressaltados com bronzer.

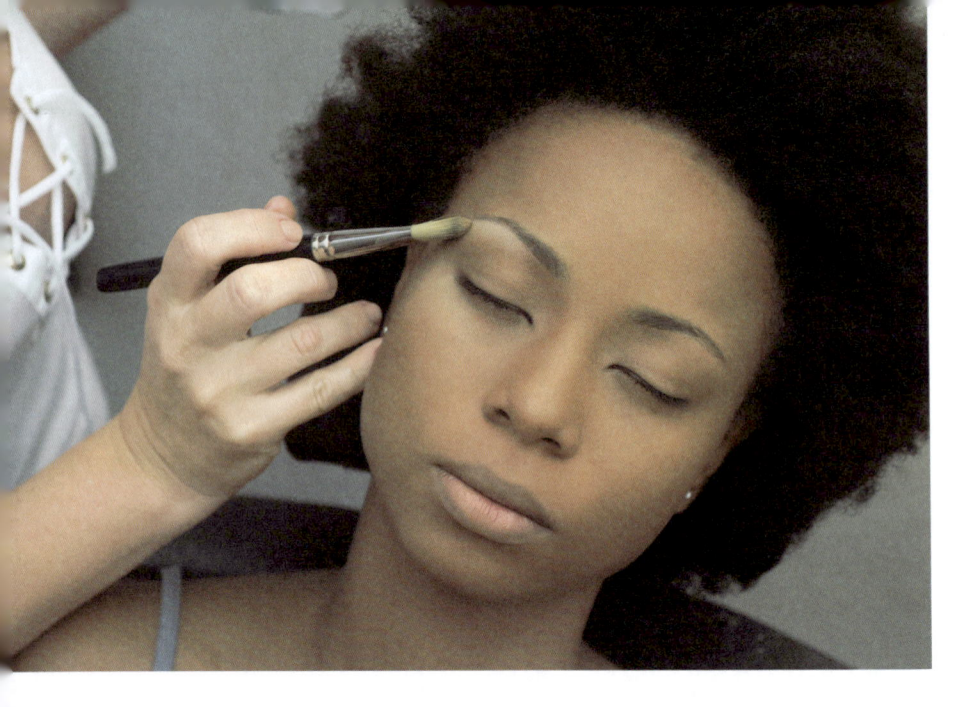

Base iluminadora abaixo das sobrancelhas, no canto externo, ajuda a destacar o olhar na maquiagem para a noite.

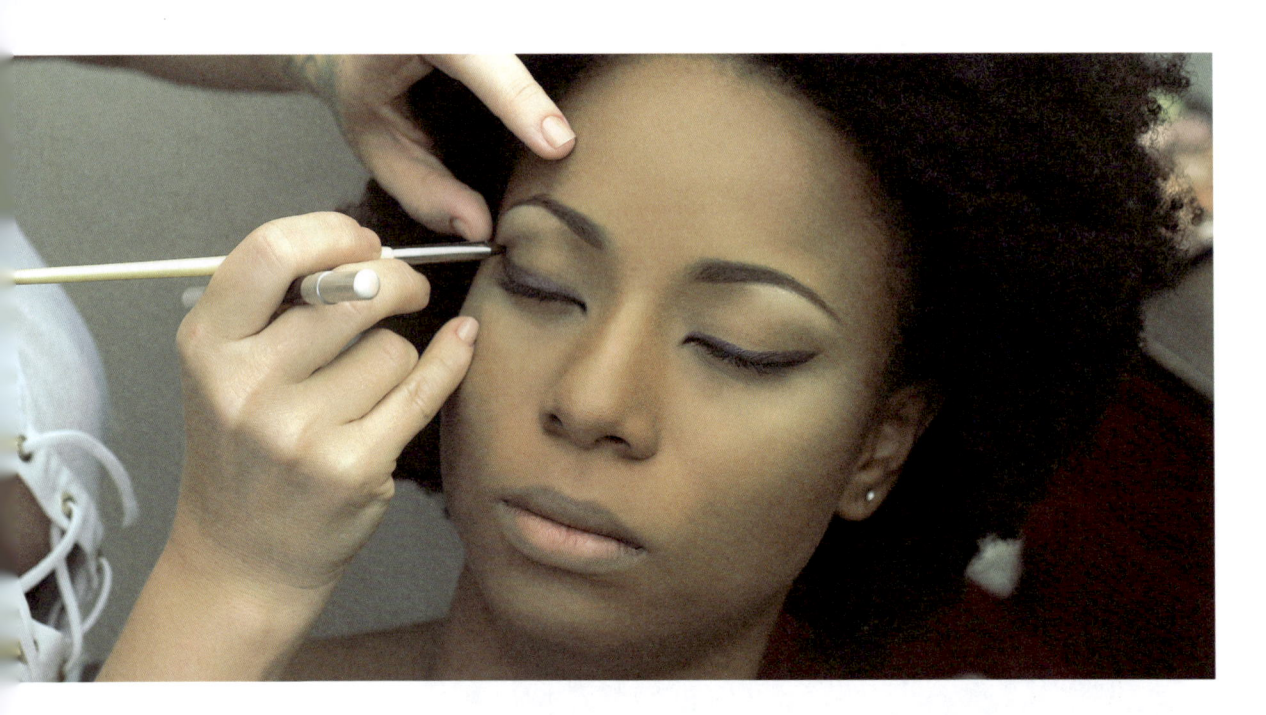

Para colorir os olhos, um lápis cor de berinjela na pálpebra móvel, junto aos cílios. Em seguida, o pincel de esfumar marca o côncavo até a metade.

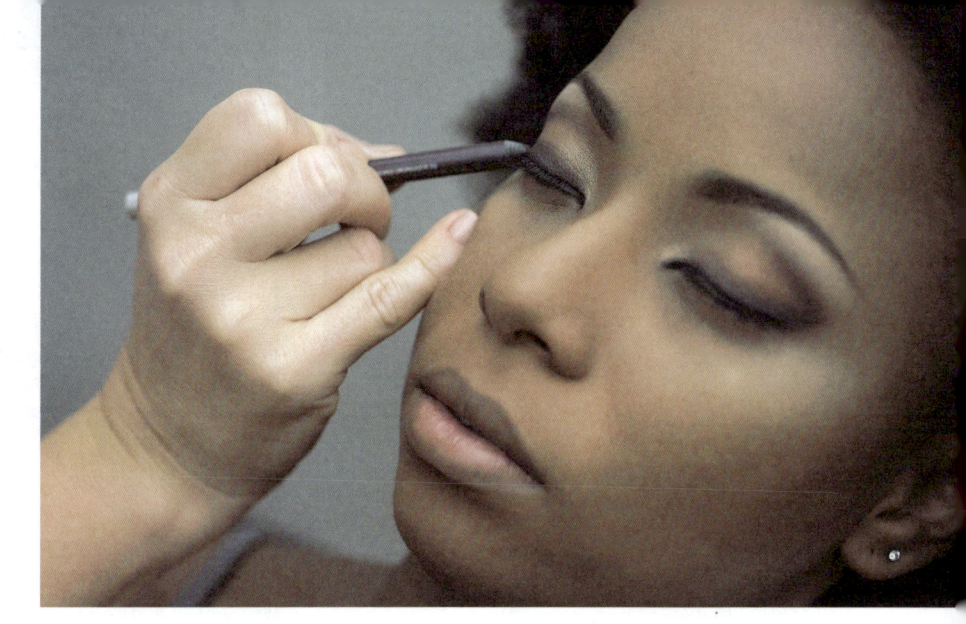

No centro da pálpebra móvel, sombra compacta de tom alaranjado; no canto interno dos olhos, sombra pérola, criando um ponto de luz. Lápis berinjela novamente para reforçar o contraste.

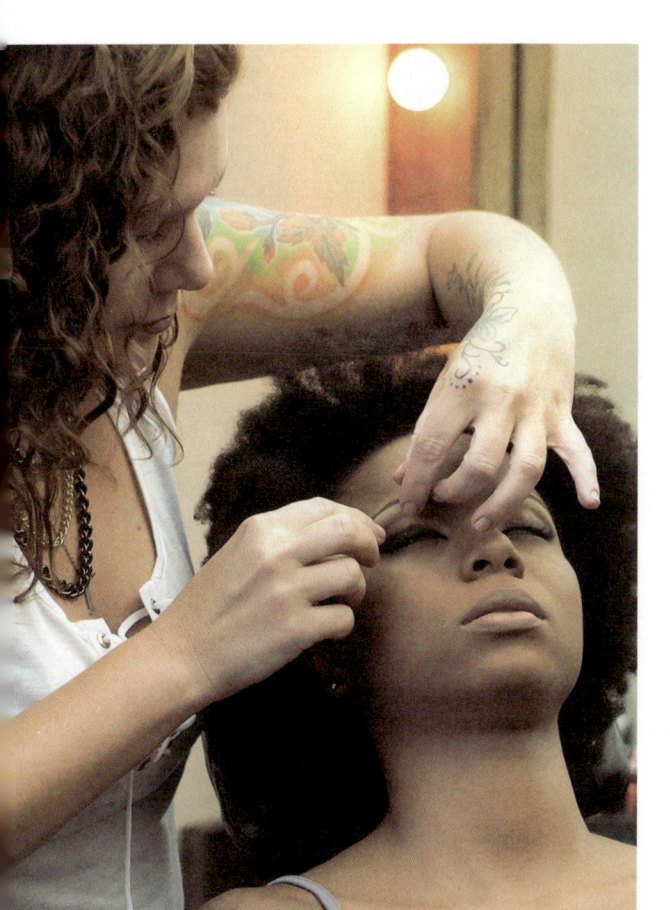

Os cílios postiços tornam o olhar mais elegante na maquiagem para a noite.

Para um acabamento impecável dos cílios postiços, um pouco de delineador em gel na base.

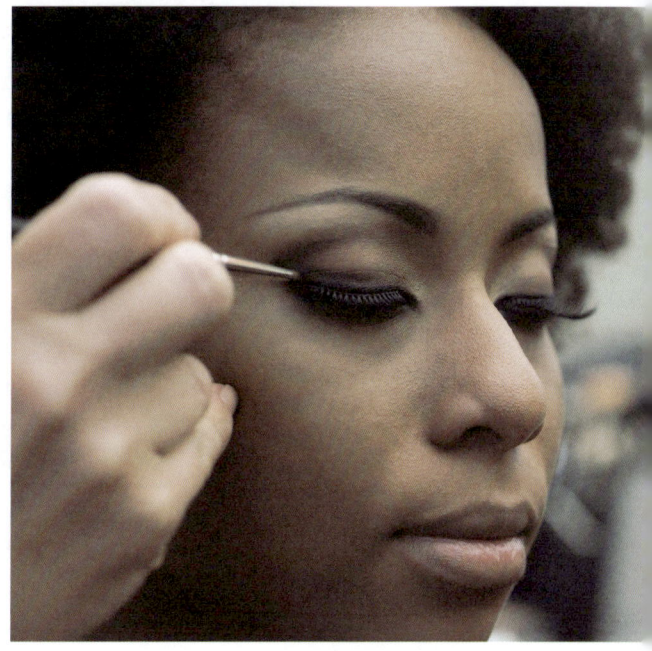

111

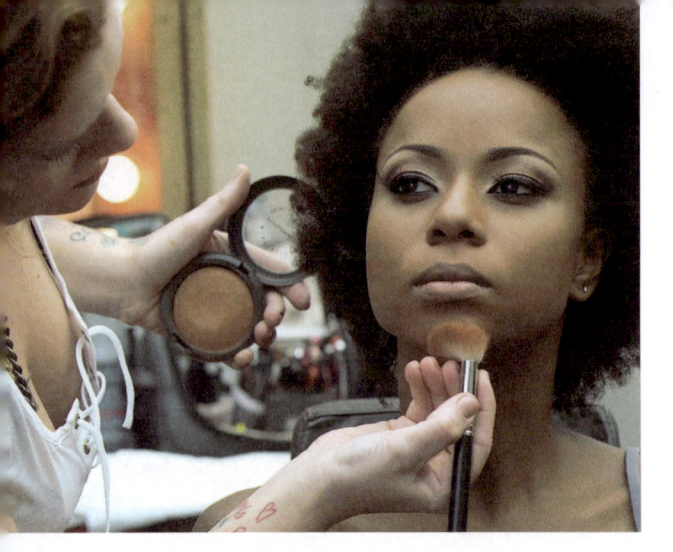
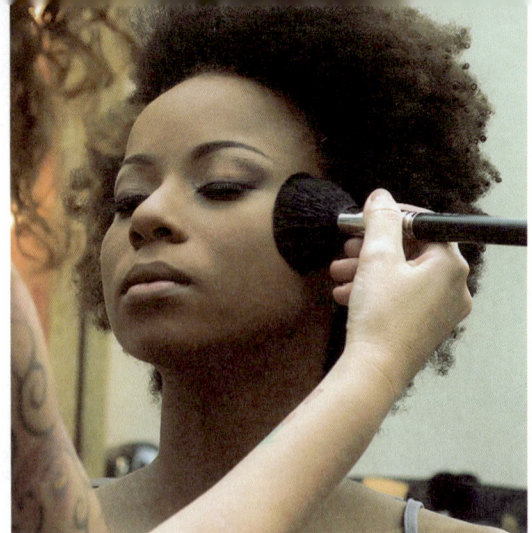

Depois, um bronzer para marcar o rosto e acentuar os traços.

Para o blush, os tons terrosos mais intensos vão harmonizar com o laranja predominante nos olhos.

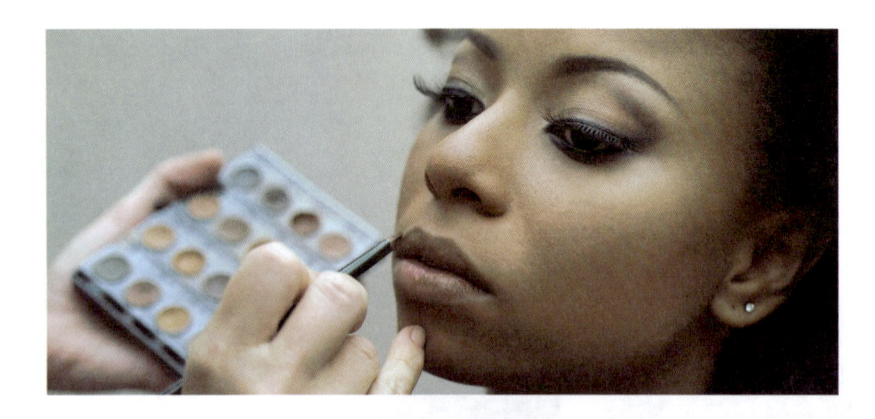

A base também pode ser usada para colorir os lábios, valorizando as nuances da pele negra.

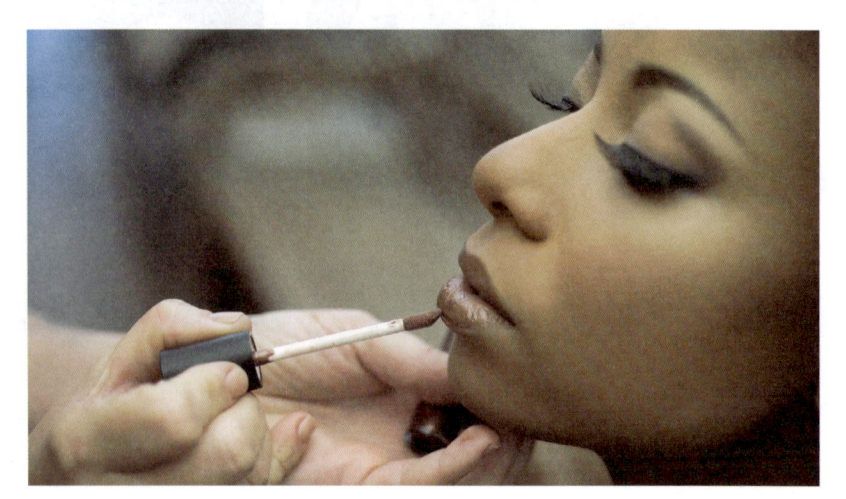

O gloss dá brilho e glamour ao look para a noite.

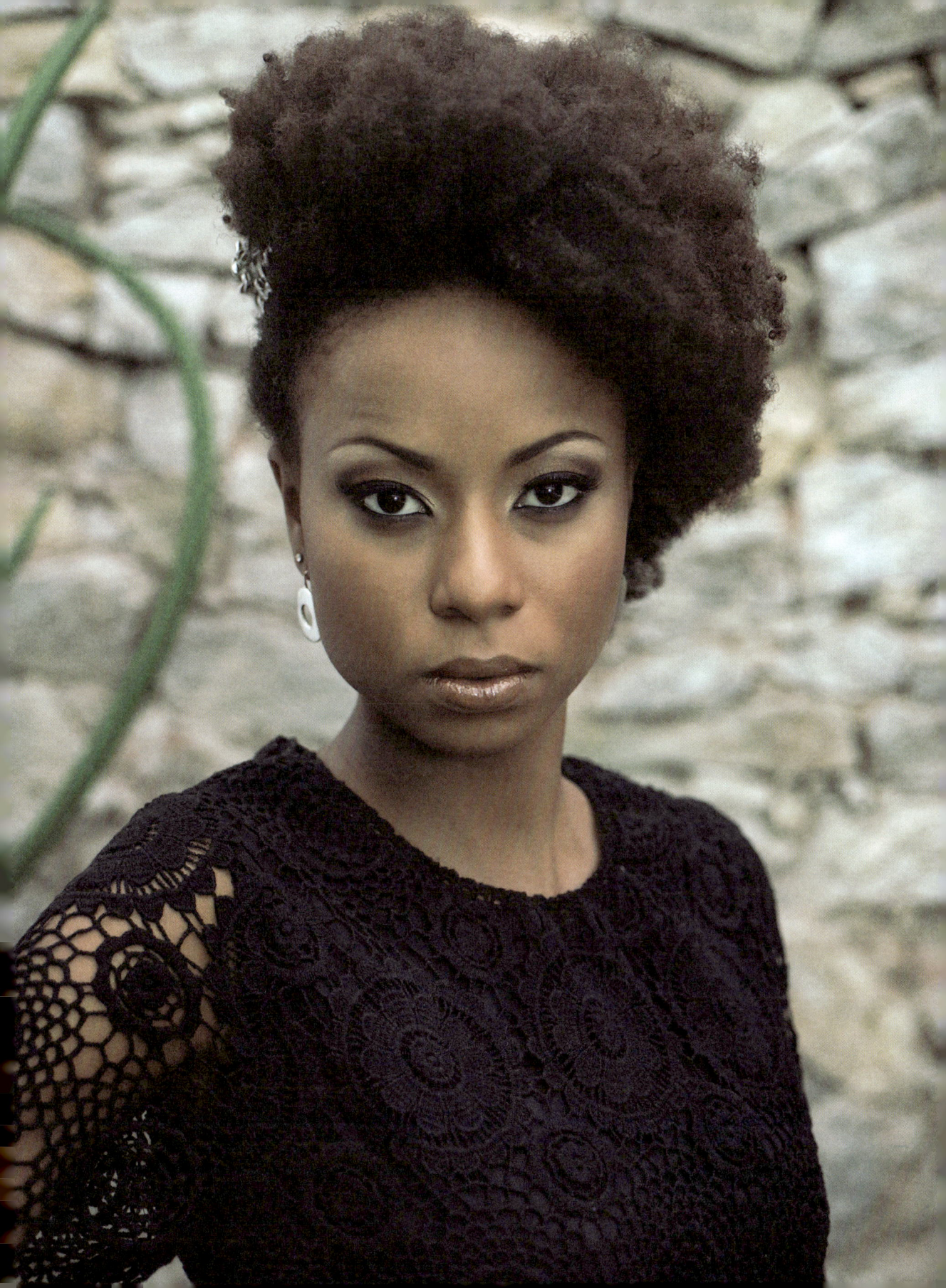

MAQUIAGEM DE NOIVAS

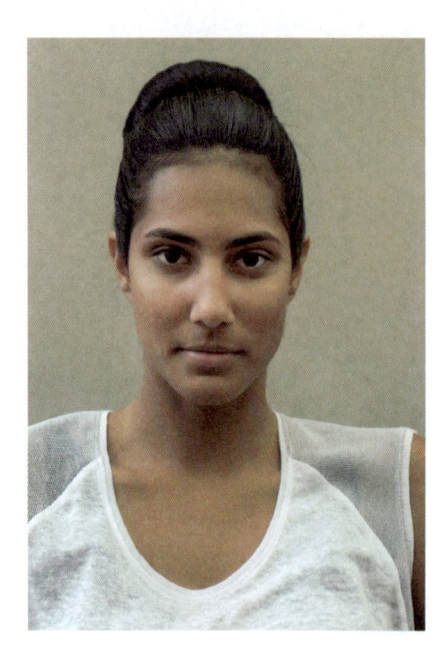

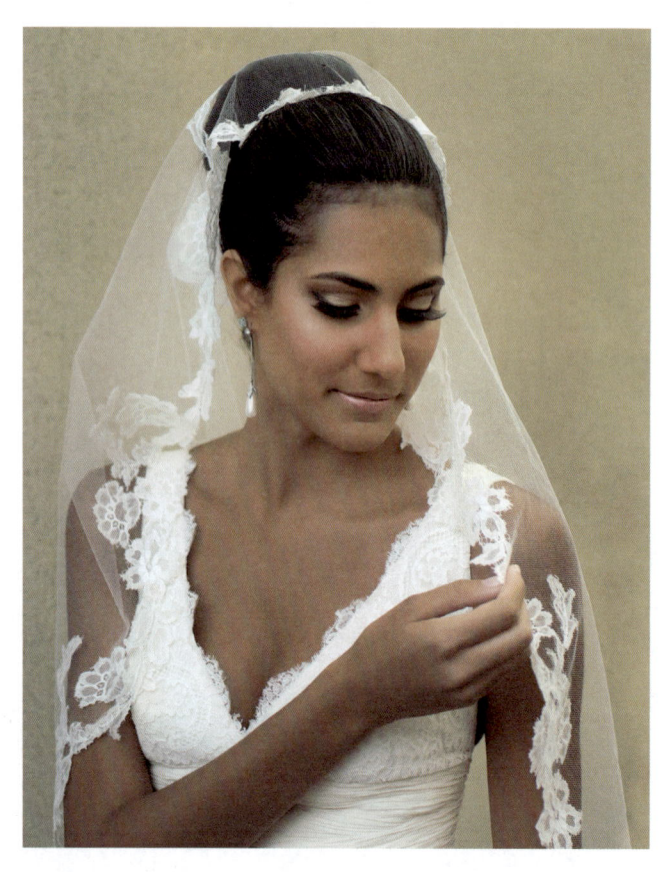

A maquiagem de noiva sempre deve ser testada antes do dia do casamento.

114

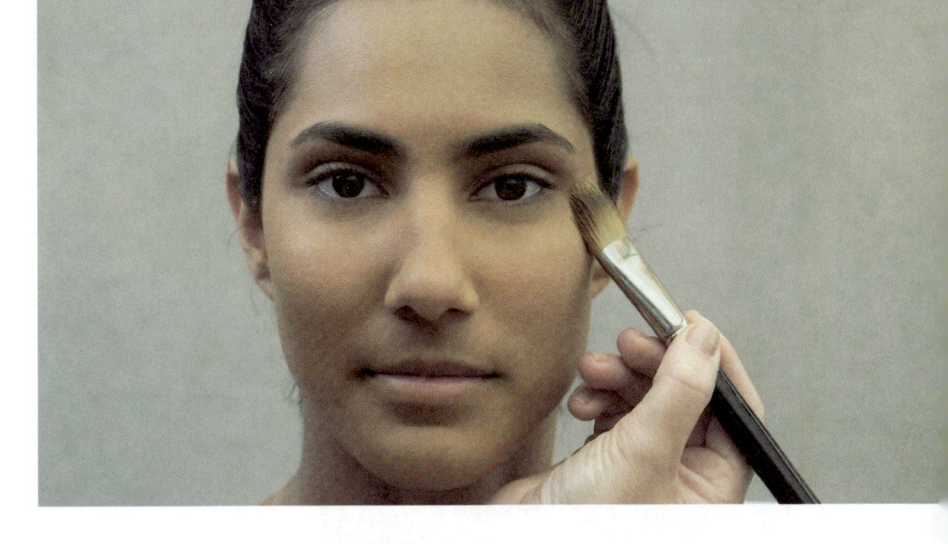

PASSO A PASSO

Para começar, um bom primer para nivelar a pele. A base só deve ser aplicada depois de o primer ser totalmente absorvido. Ela deve ser depositada, nunca arrastada, para que a pele fique viçosa durante toda a noite. Lembre-se: a noiva será fotografada e filmada em alta definição.

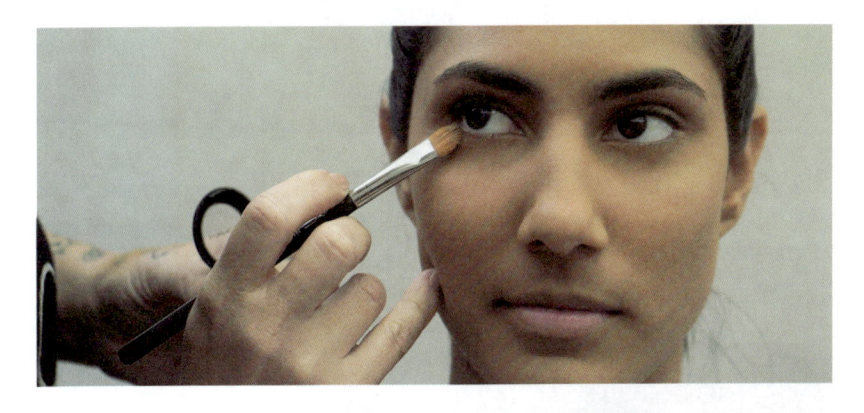

Depois da base, o corretivo ajudará com as pequenas imperfeições: uma marca de acne, olheiras ou pequenas manchas.

O pó solto ajuda a fixar a base e a uniformizar a pele. O prep prime é o mais indicado para noivas: fica bem em qualquer tipo de pele e é resistente à água.

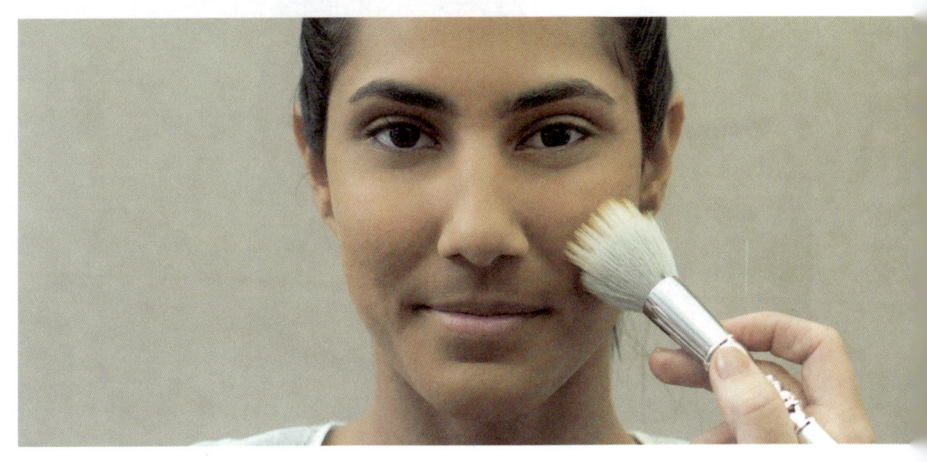

115

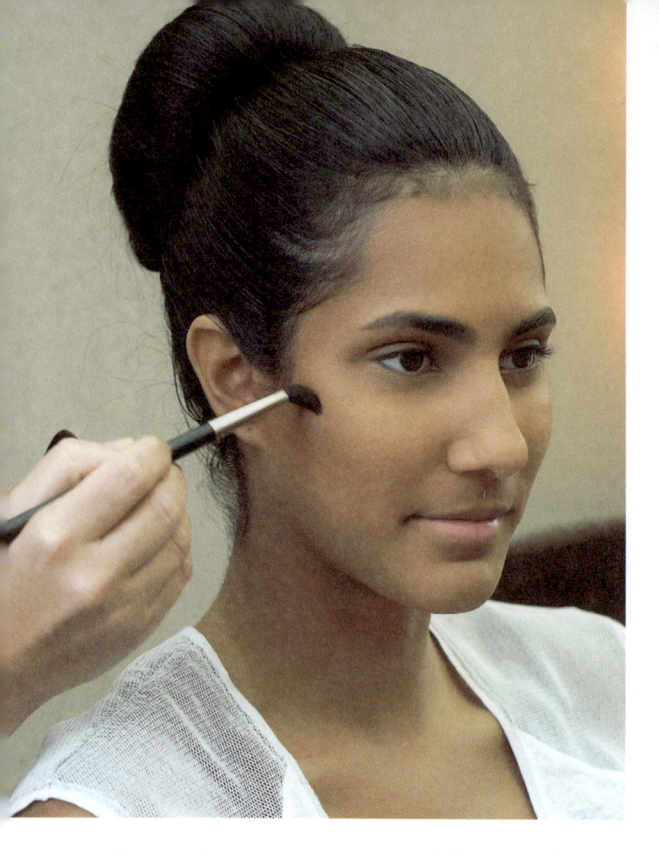 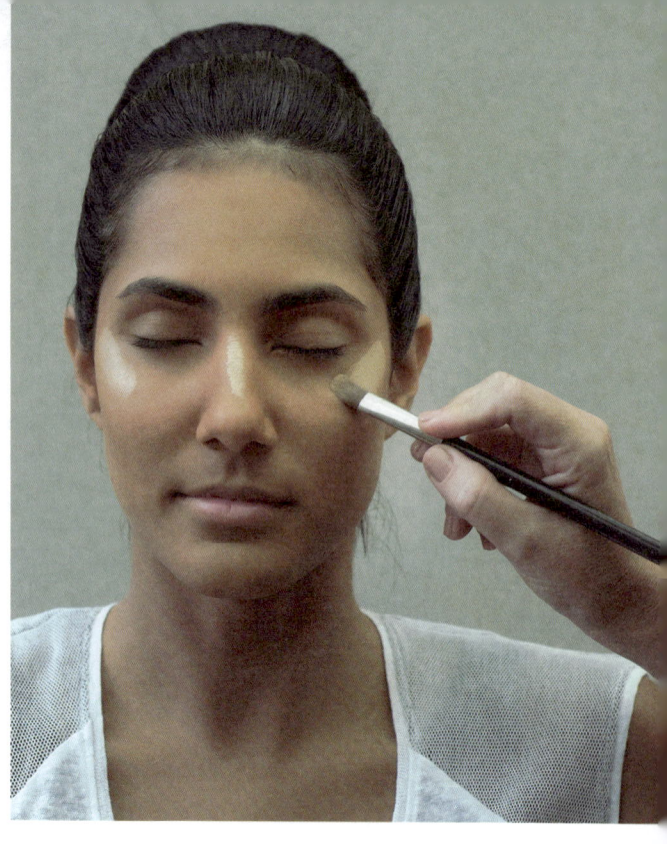

O uso do bronzer em pontos estratégicos, como laterais dos maxilares e do nariz, ajudam a definir os traços do rosto, criando profundidade e, ao mesmo tempo, disfarçando imperfeições.

Já a base iluminadora cria pontos de projeção facial nas maçãs do rosto, no dorso do nariz e no arco do cupido.

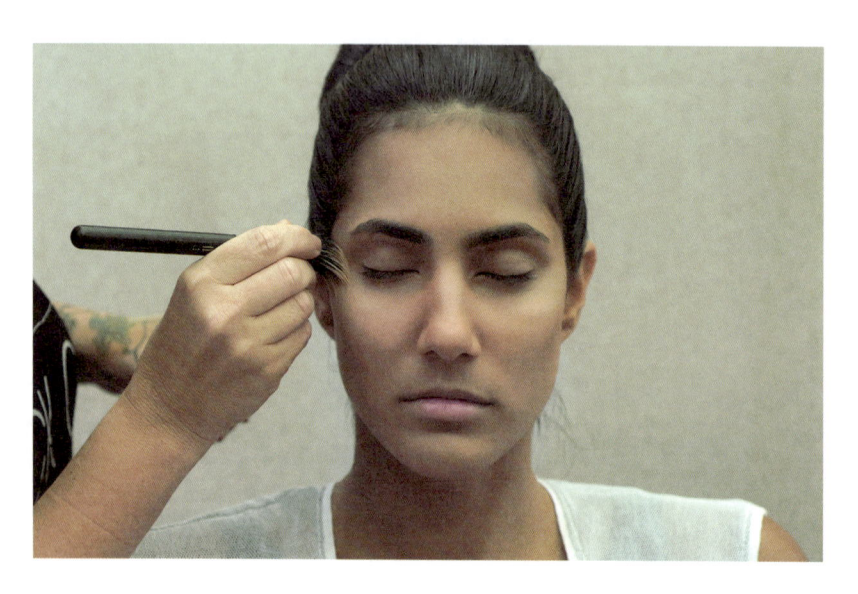

Depois de aplicada, a base iluminadora deve ser bem esfumada para que fique imperceptível.

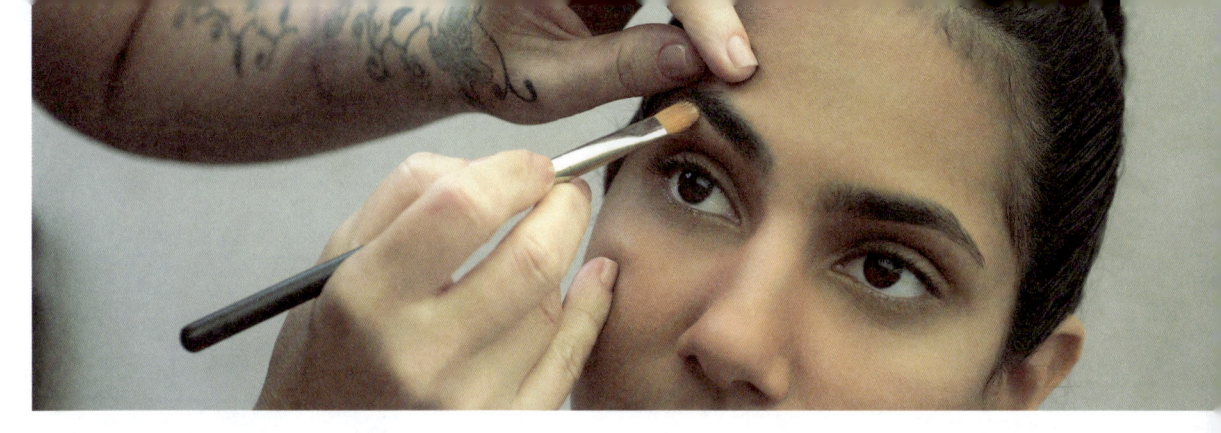

A base iluminadora também pode ser usada para clarear a região abaixo das sobrancelhas. Mas para a noiva, ela deve ser esfumada para não ficar muito marcada.

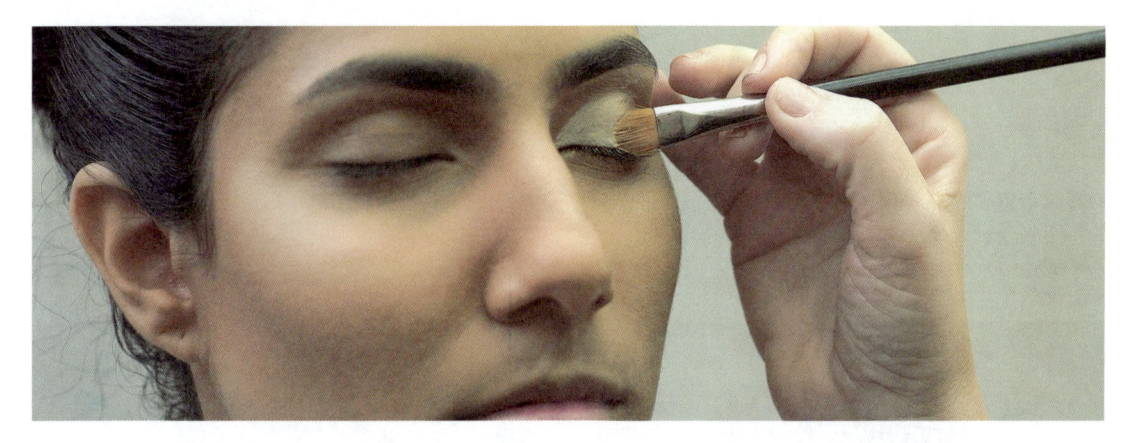

A sombra clara e de consistência cremosa distribuída em toda a pálpebra móvel ajuda na fixação dos pigmentos da sombra compacta.

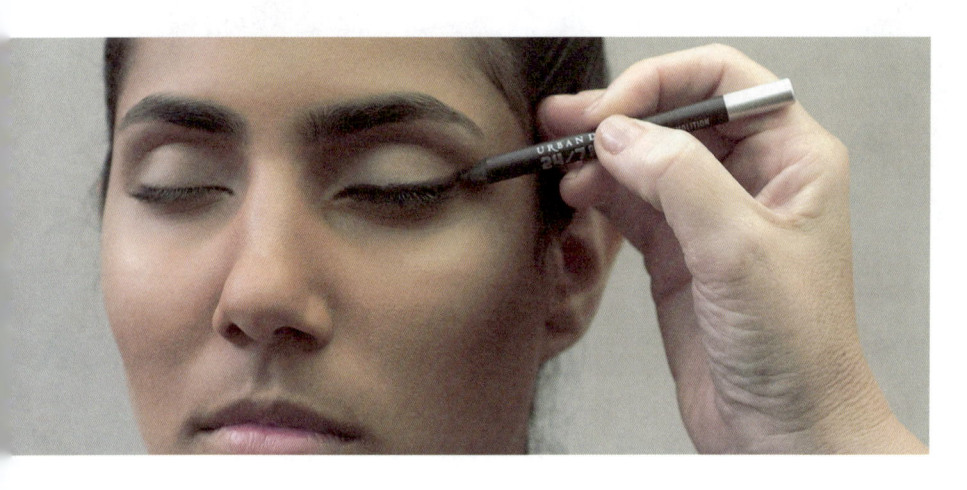

Para o contorno dos olhos, primeiro, lápis tabaco à prova d'água para garantir durabilidade, porque as noivas geralmente choram.

117

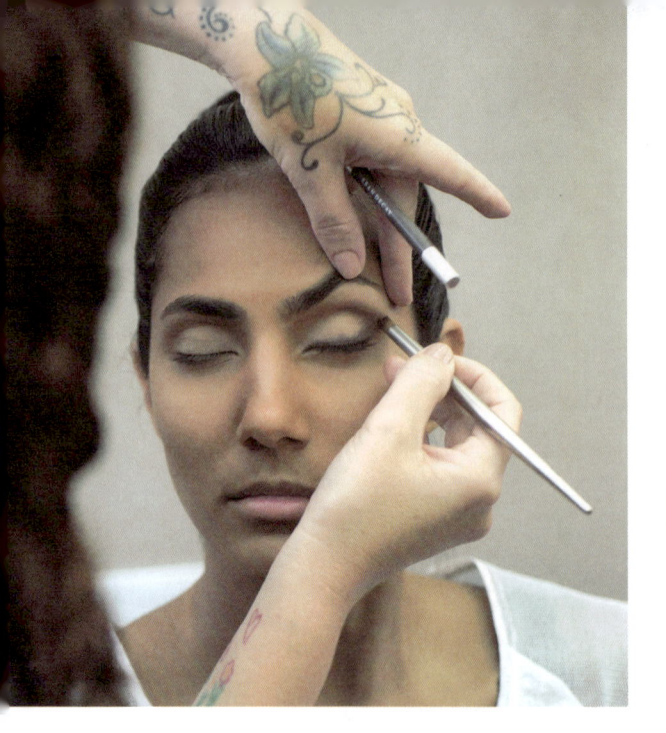

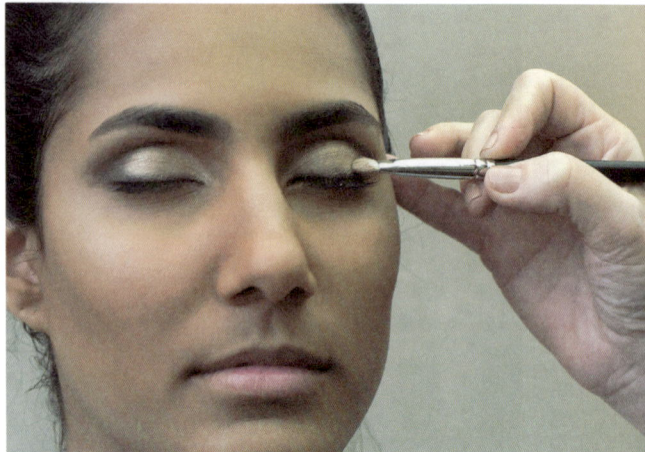

Depois, o esfumado com o pincel chanfrado delimita uma área mais escura no canto externo subindo até a metade do côncavo.

A sombra acetinada completa o visual no interior da pálpebra móvel.

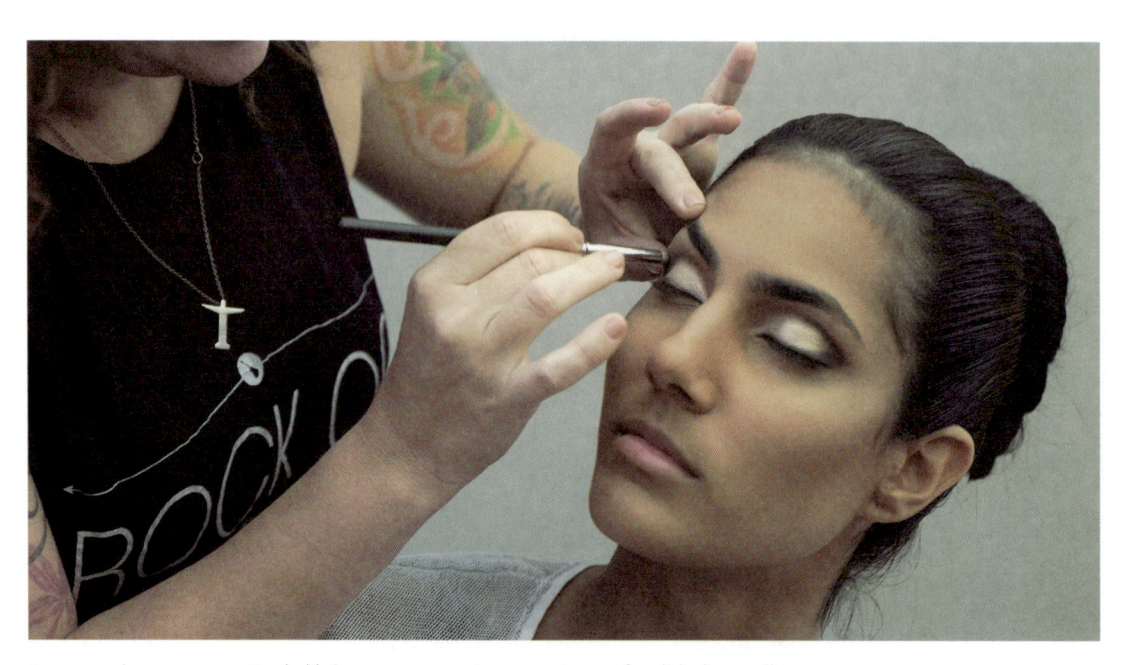

Para suavizar a marcação do lápis e, ao mesmo tempo, criar profundidade no olhar, uma sombra marrom na linha de transferência.

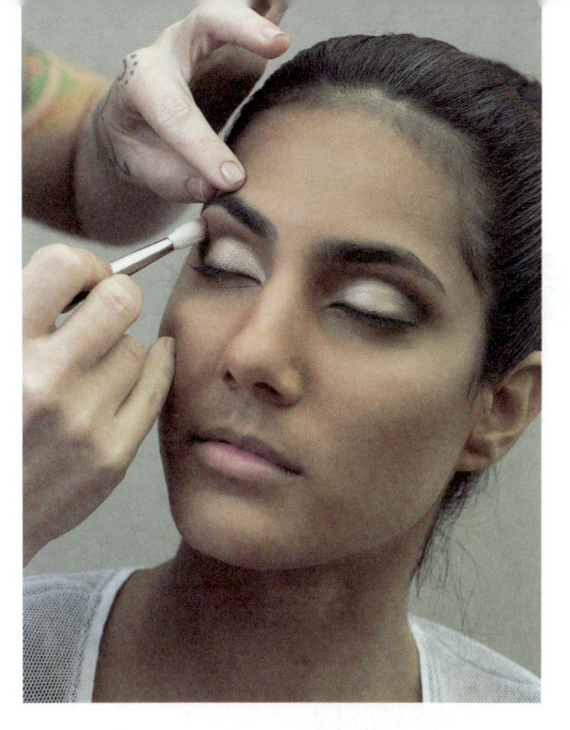

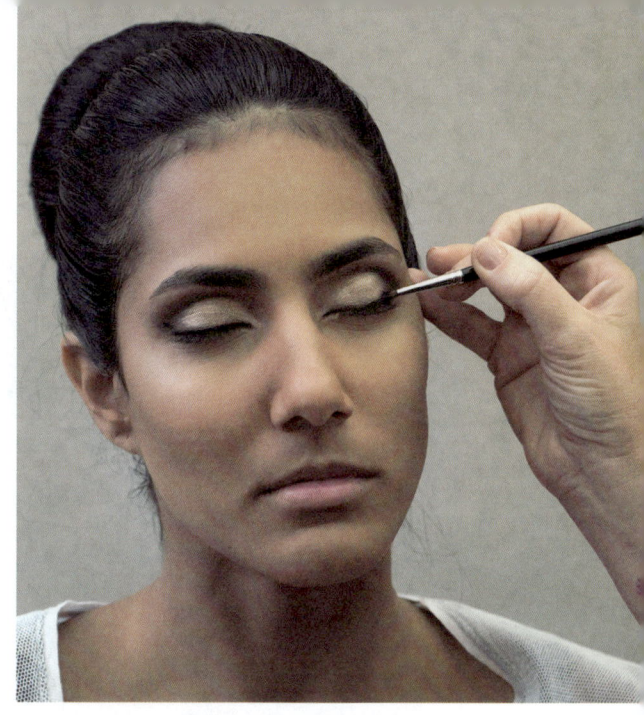

Em seguida, uma sombra caramelo esfumada acima da linha de transferência integrará os tons já aplicados.

Agora, o delineador em gel acompanha o desenho dos olhos próximo aos cílios, do canto interno para o externo.

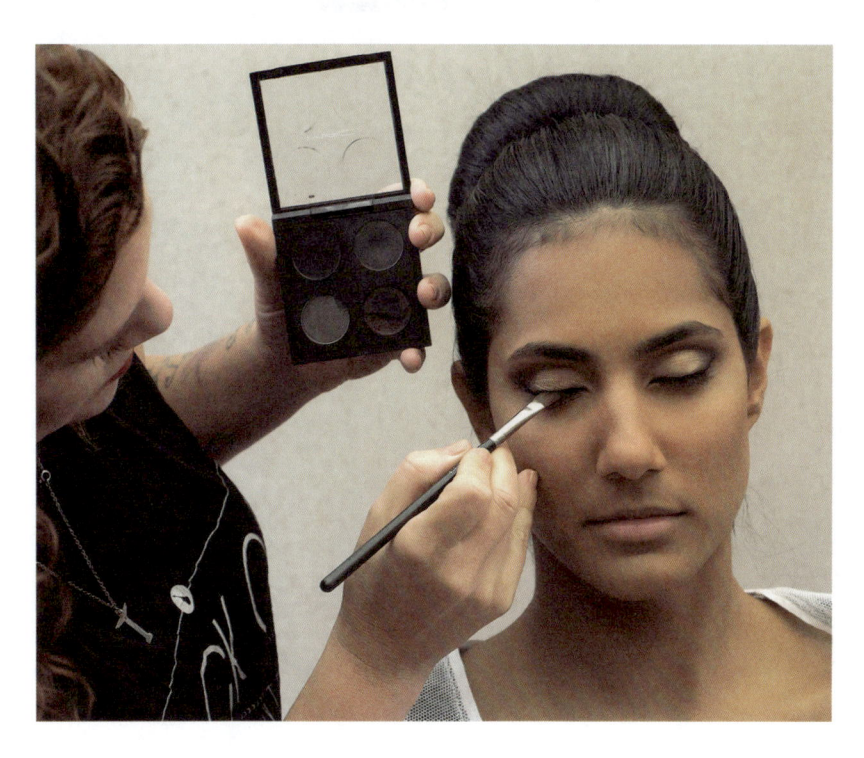

A sombra preta fixa o delineador e ajuda a direcionar a colocação dos cílios postiços.

119

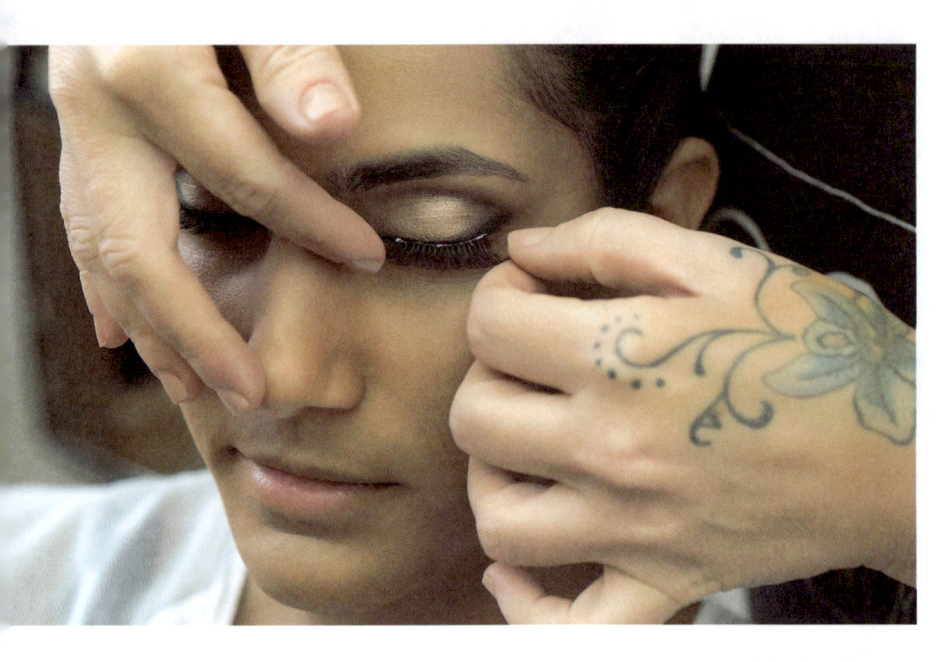

Os cílios postiços são essenciais para a noiva e devem estar bem fixados.

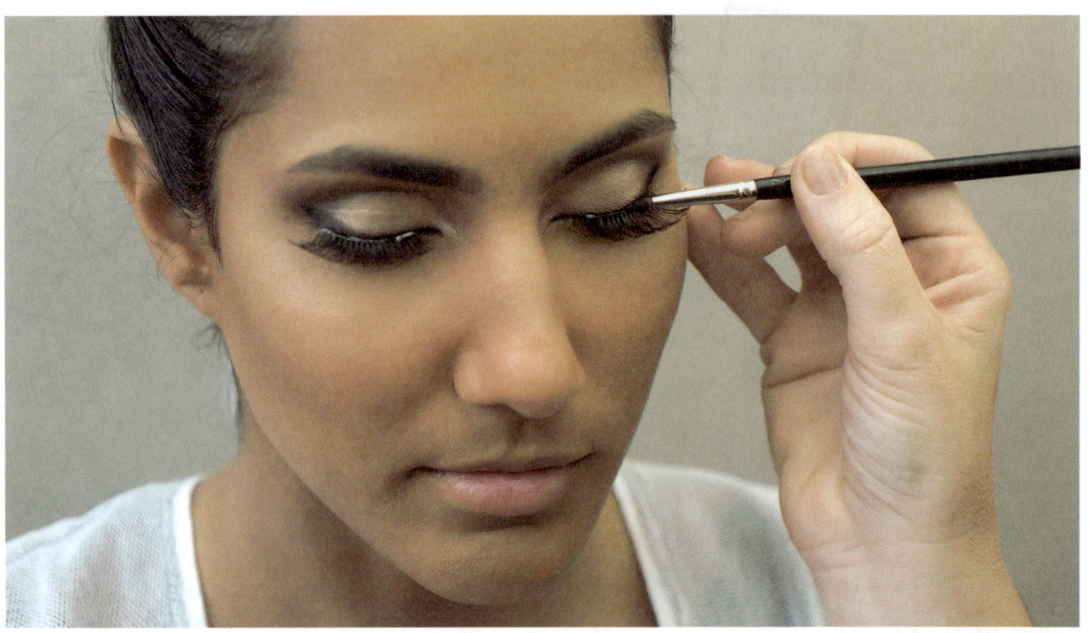

Depois, um pouco mais de delineador para um acabamento impecável.

120

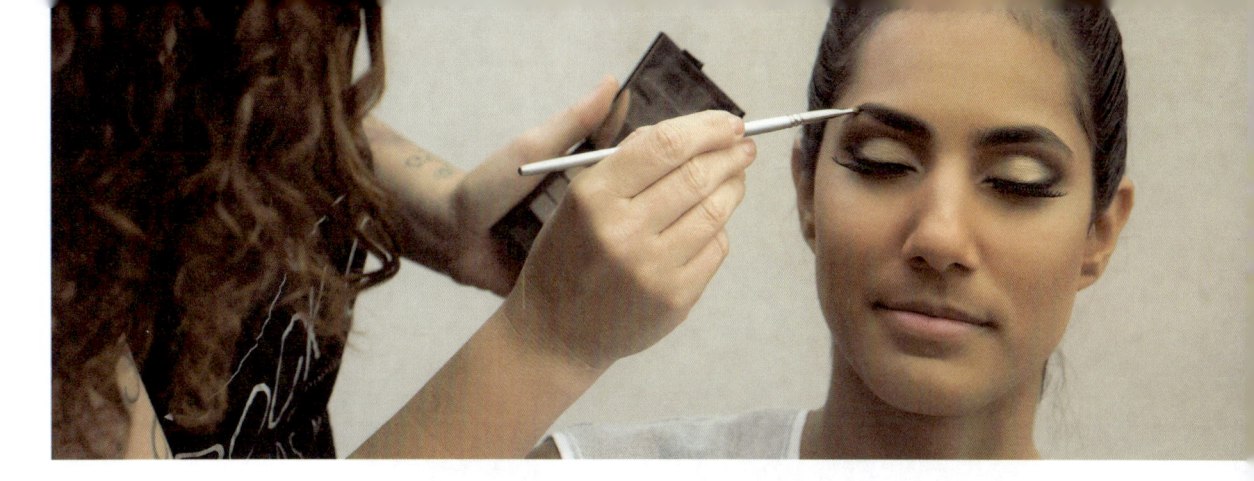

Um pouco de sombra vai definir melhor o desenho das sobrancelhas.

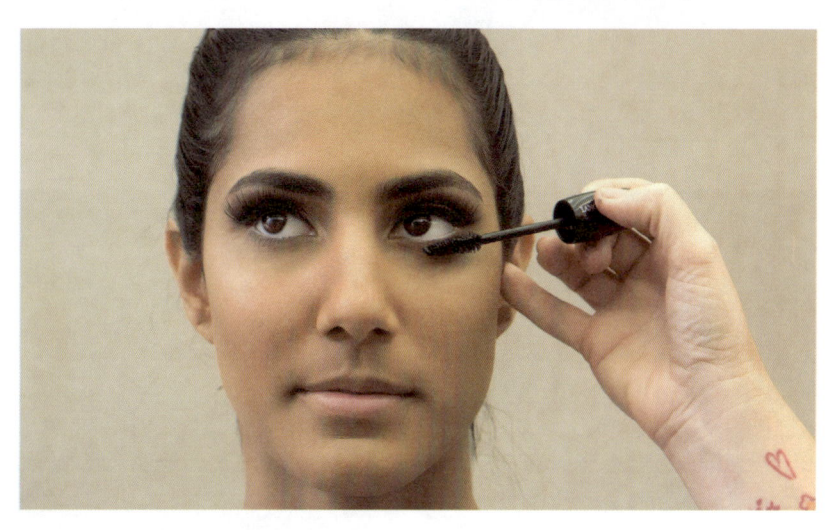

Máscara para cílios. É opcional. Nem sempre usamos nos cílios inferiores para evitar o risco de manchas, caso a noiva chore demais. A emoção da noiva é um detalhe importante que o maquiador não deve esquecer.

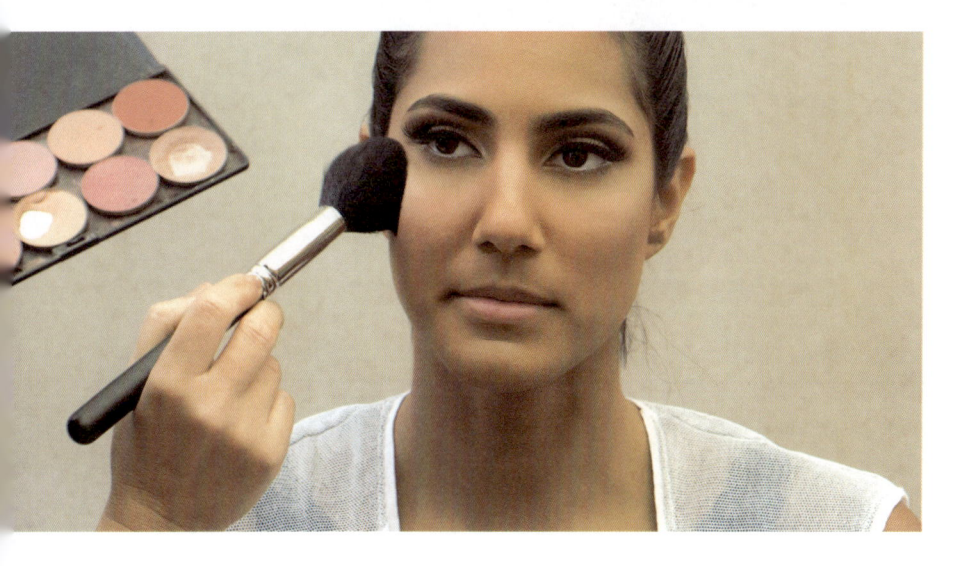

Aplicado abaixo da área iluminada das maçãs do rosto, o blush em tons neutros não deve se destacar demais.

121

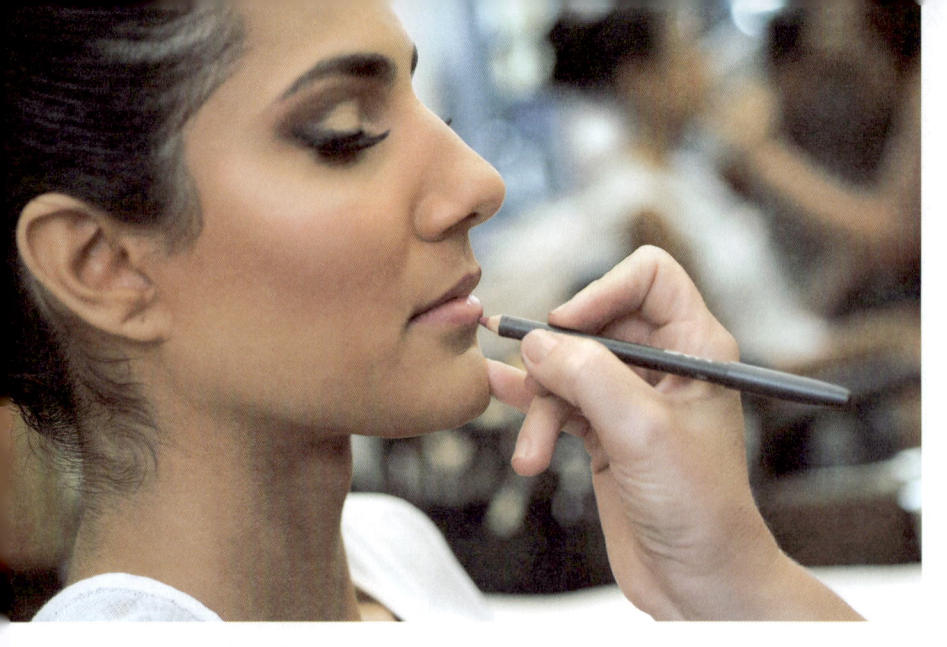

O lápis de contorno labial nude pode cobrir os lábios por inteiro. Isso dará maior durabilidade à maquiagem.

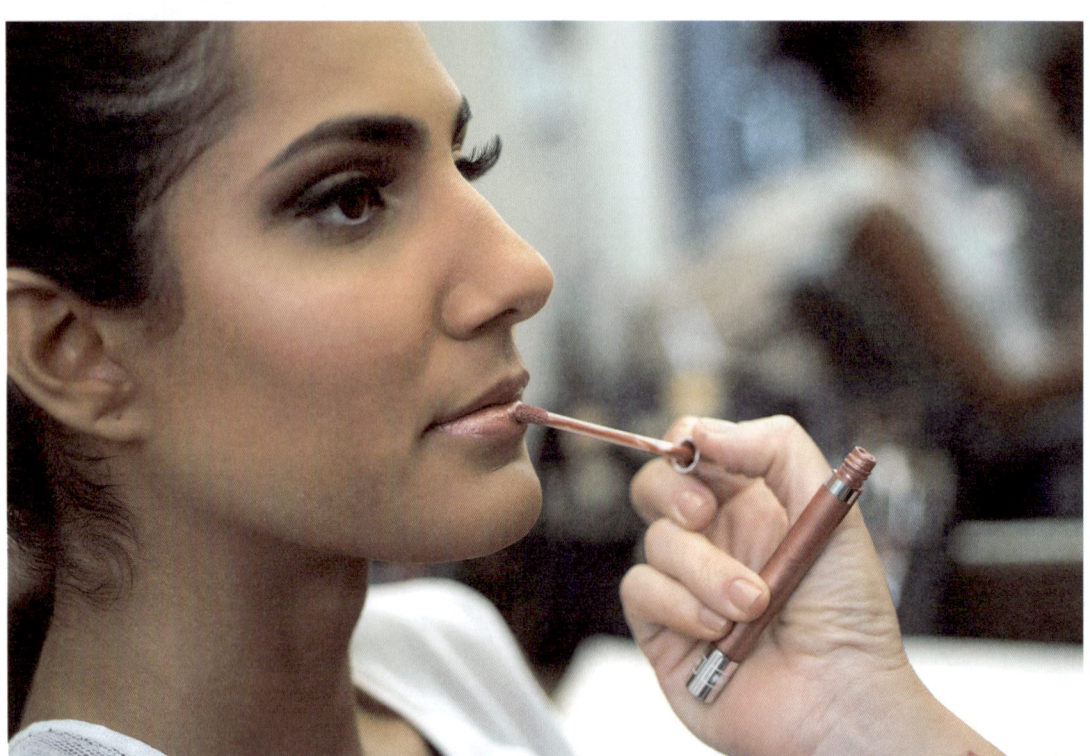

Para finalizar, gloss para dar um pouco de brilho aos lábios.

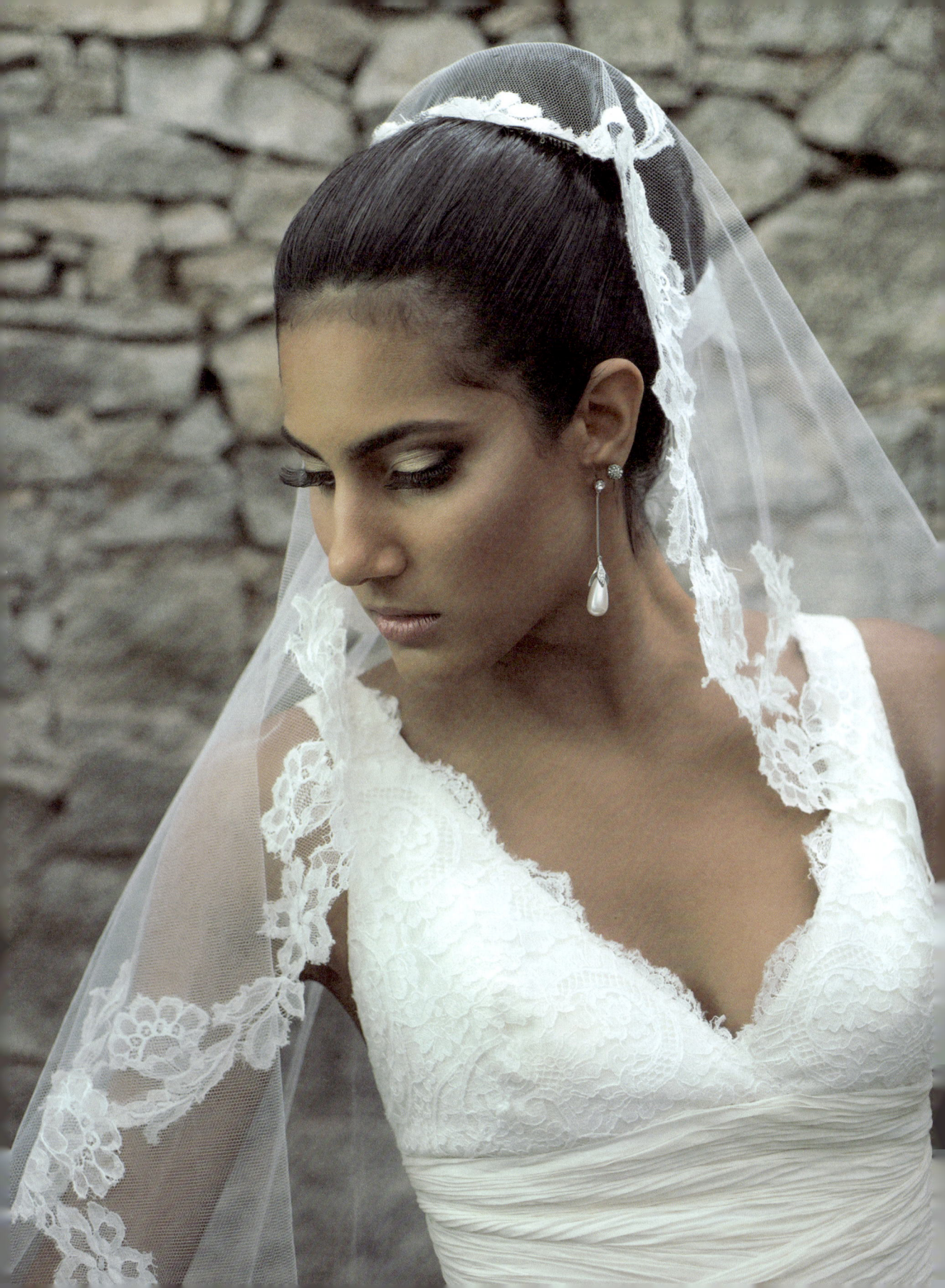

MAQUIAGEM DA PELE MADURA

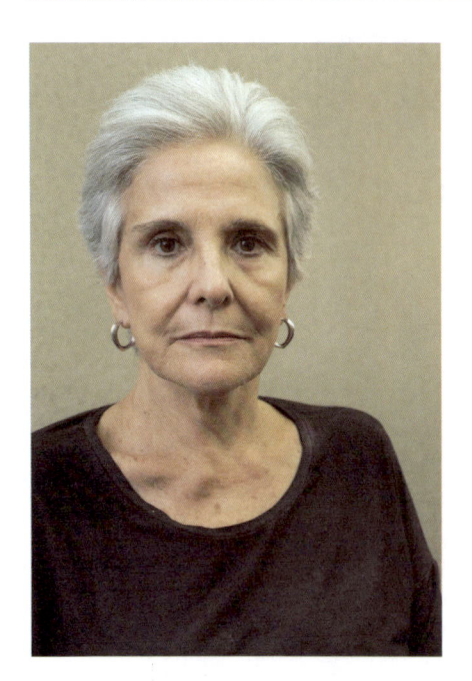

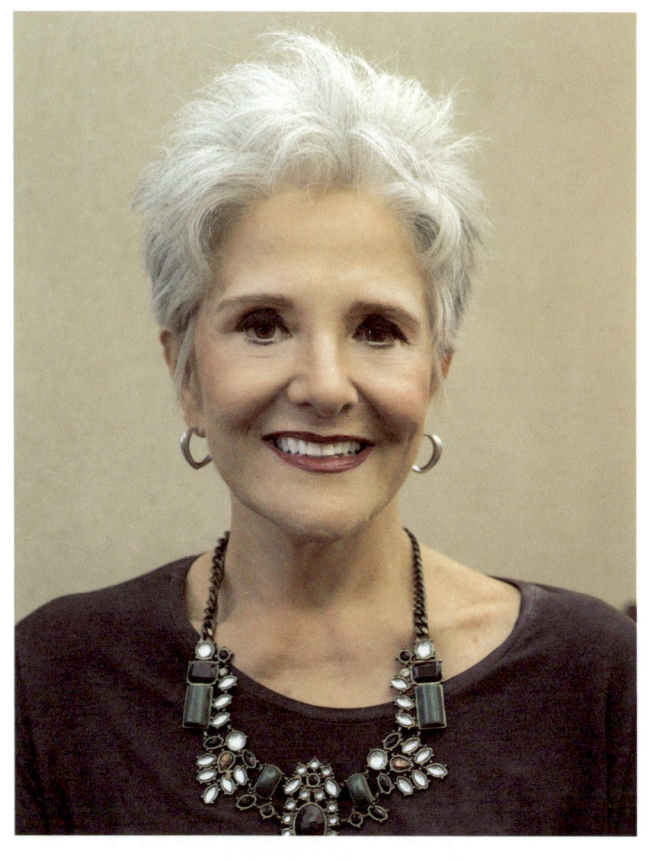

124

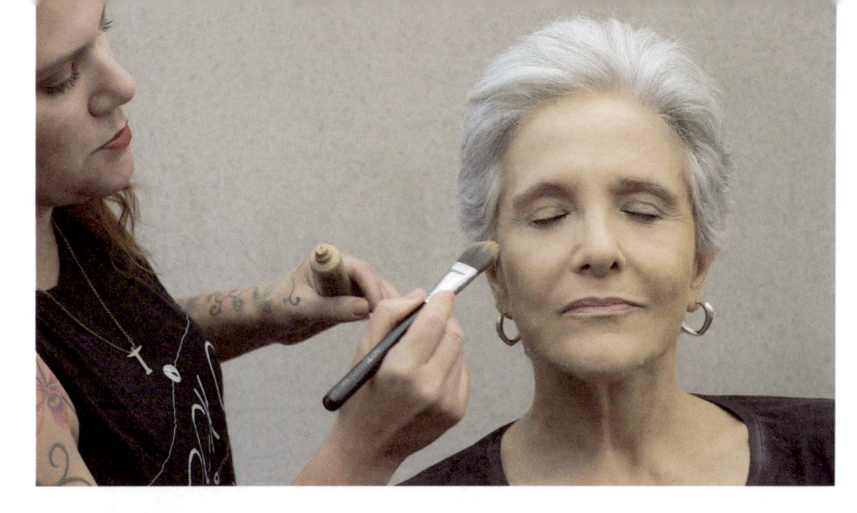

Antes da base, o primer. Na pele madura ele vai suavizar as marcas de expressão. A base ideal é a de média cobertura. As muito densas podem promover pequenas rachaduras na pele e as muito fluidas não cobrirão as manchas que aparecem com a idade. Deve ser depositada com pincel ou esponja uniformemente na pele.

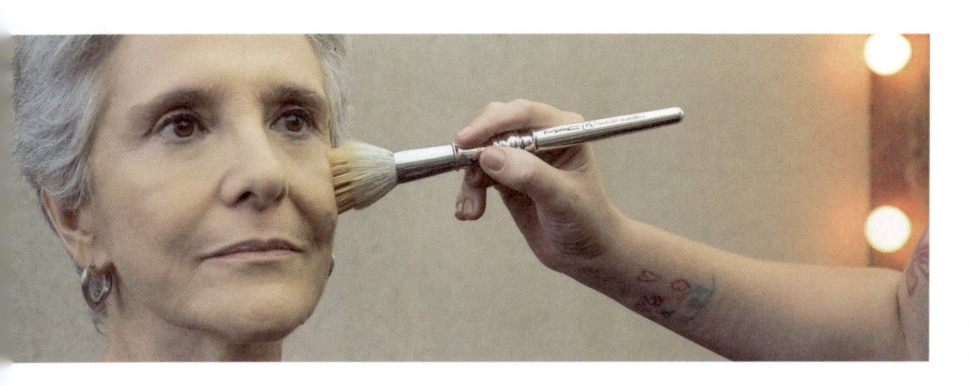

O pó solto aplicado em movimentos circulares evita o craquelamento da cobertura da pele.

Na pele madura, usa-se mais sombra do que luz para as correções. Portanto, mais bronzer do que iluminadores. Cuidado com a iluminação abaixo dos olhos. Aplique o corretivo abaixo das bolsas dos olhos e não sobre elas. A ideia é tirar o foco das bolsas.

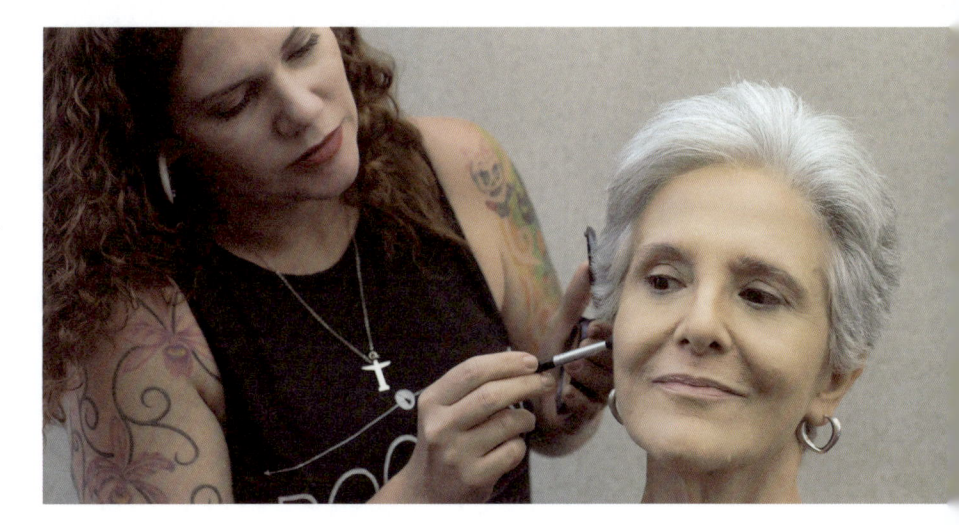

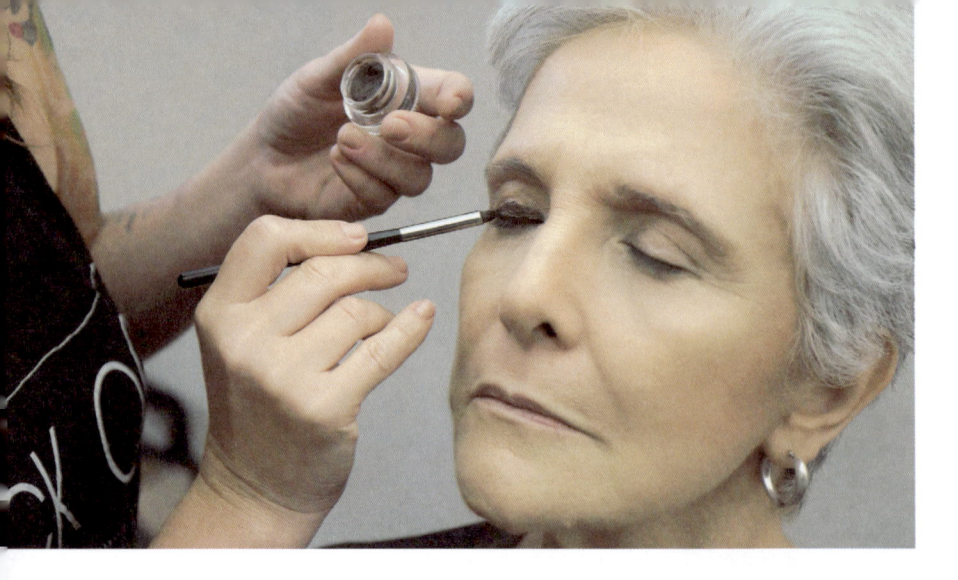

Um traço mais largo de delineador em gel disfarça a queda das pálpebras.

Depois, uma sombra compacta tabaco fosca completa a cobertura da pálpebra móvel e uma sombra caramelo esfumada na linha de transferência dá profundidade ao olhar. As sombras acetinadas não são recomendadas para a pele madura.

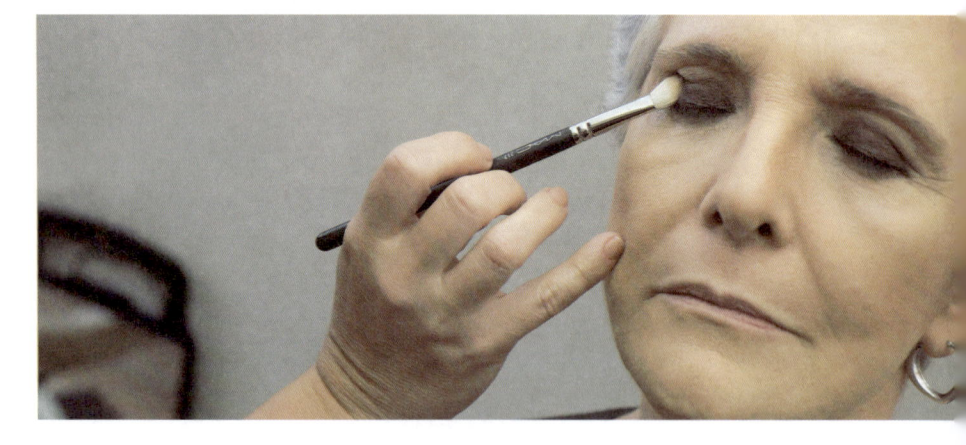

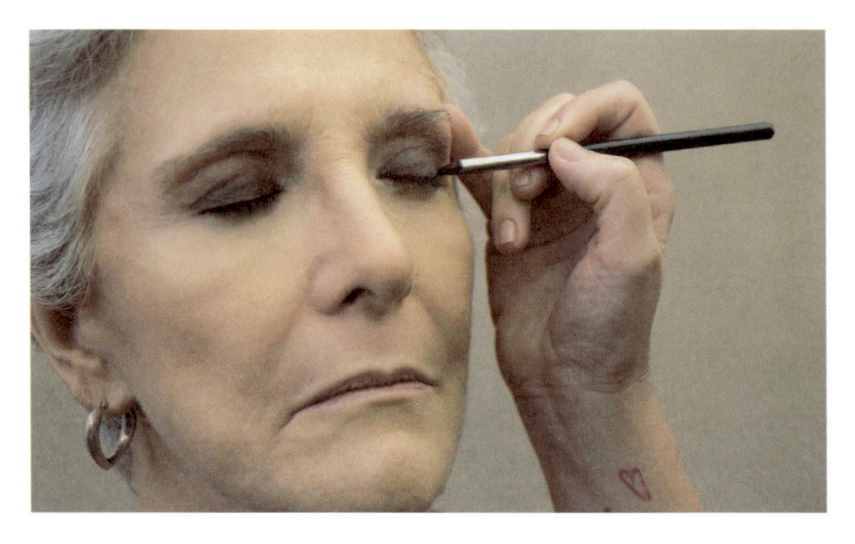

Agora, um traço mais fino de delineador em gel para cobrir a raiz dos cílios.

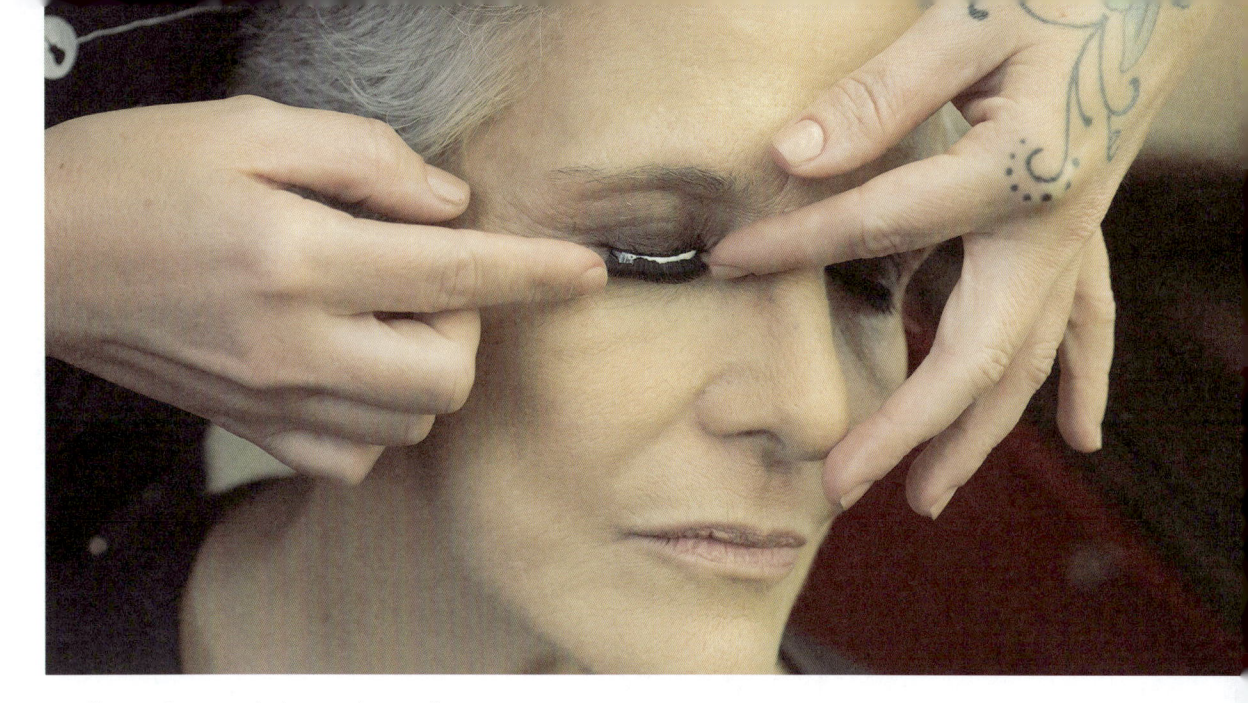

Os cílios postiços vão ajudar a realçar o olhar.

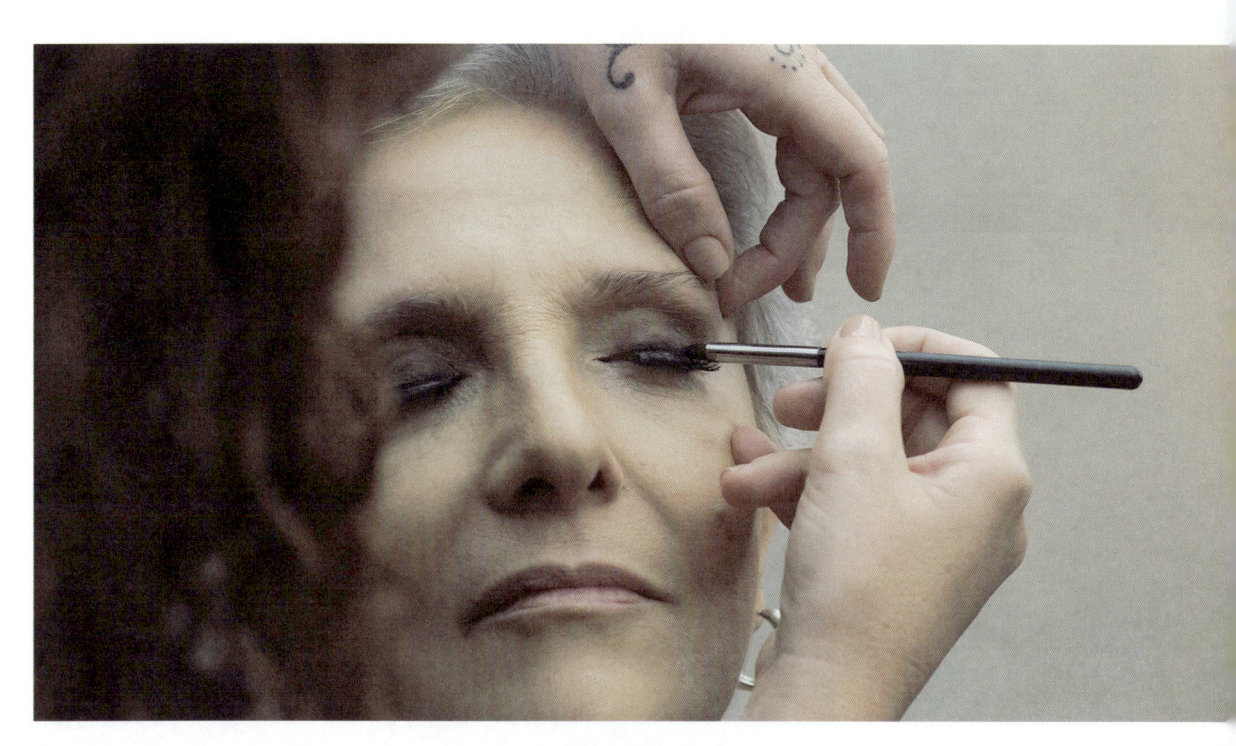

Para dar acabamento aos cílios, um traço mais largo de delineador em gel com um pincel mais bojudo.

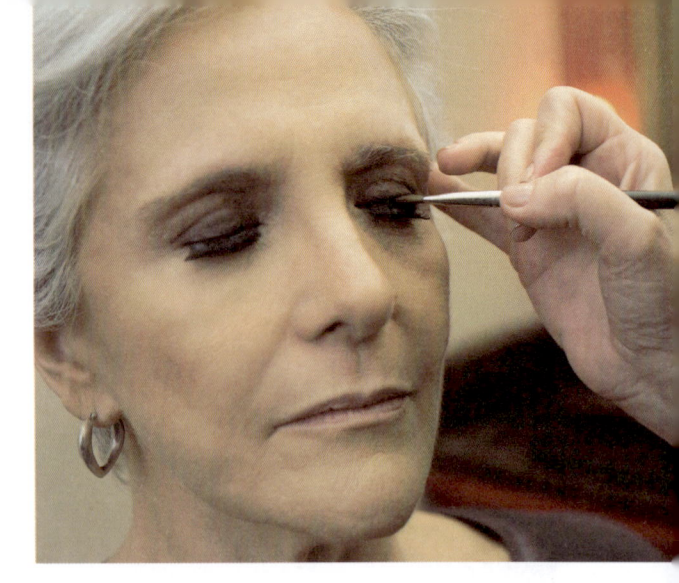

E, em seguida, sombra
preta com pincel
chanfrado para
acabamento e fixação
dos cílios.

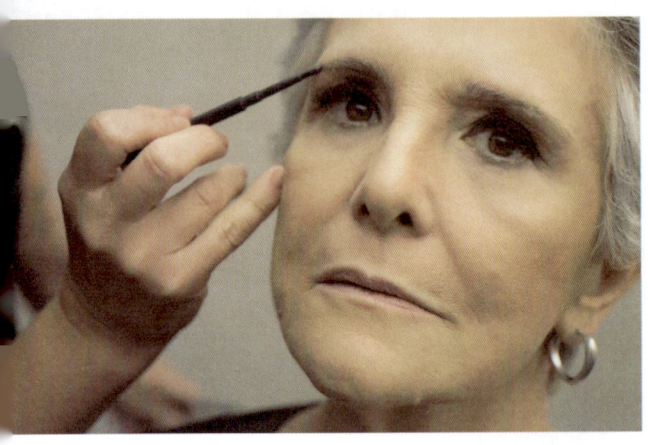

Lápis de sobrancelha
marrom-claro para
reforçar o desenho.

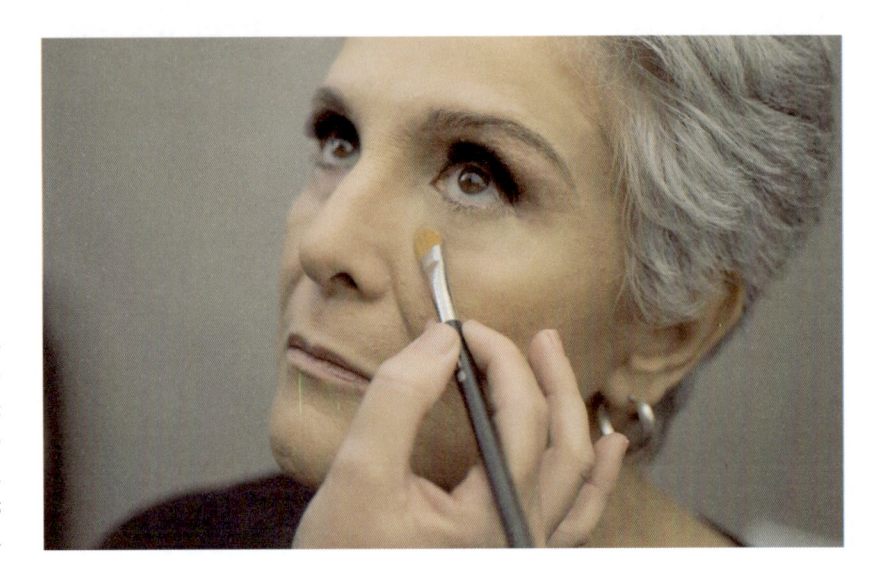

Um pincel tipo
vassourinha fará a
limpeza, retirando as
partículas que podem
ter caído sobre a face.
Depois refazemos as
correções, se necessário.

O lápis marrom macio abaixo da linha d'água apenas no centro dos olhos, na direção da íris, ajuda a levantar o olhar.

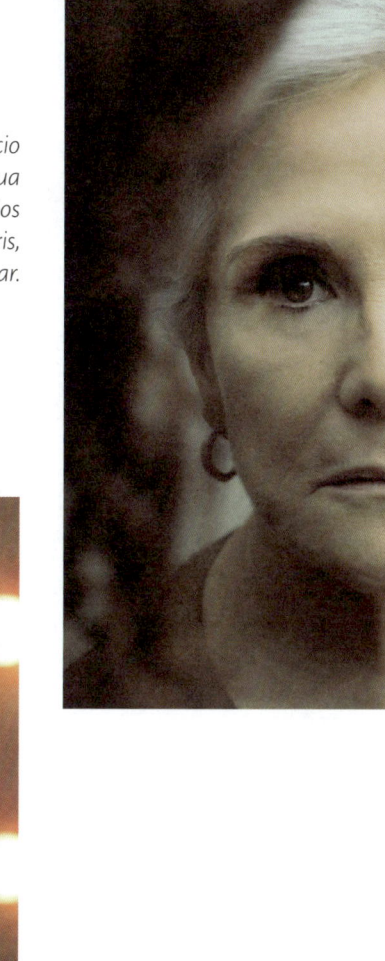

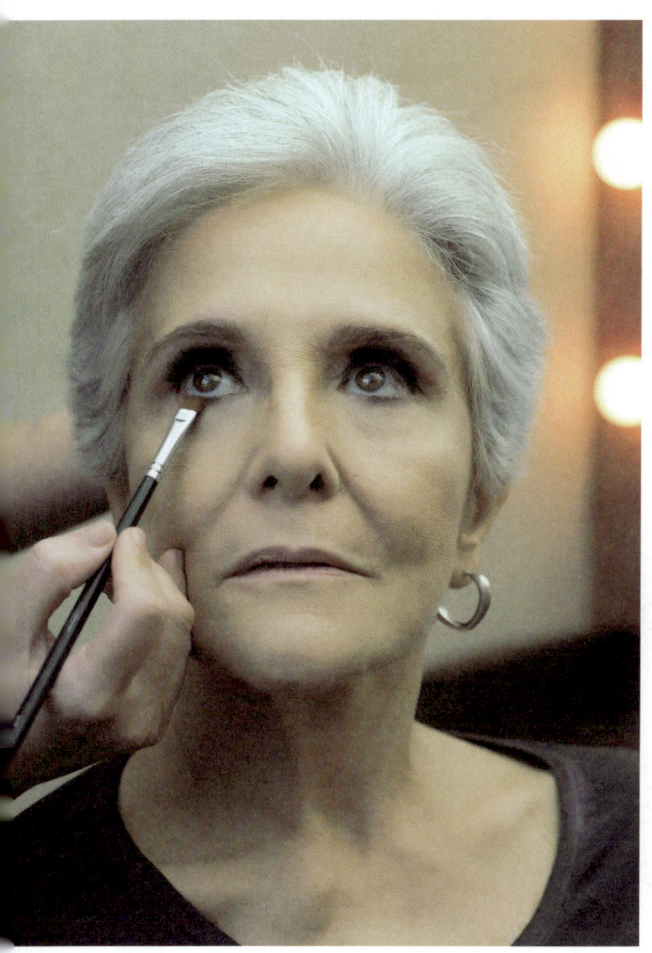

Em seguida, um pouco de sombra no mesmo ponto para fixar o lápis.

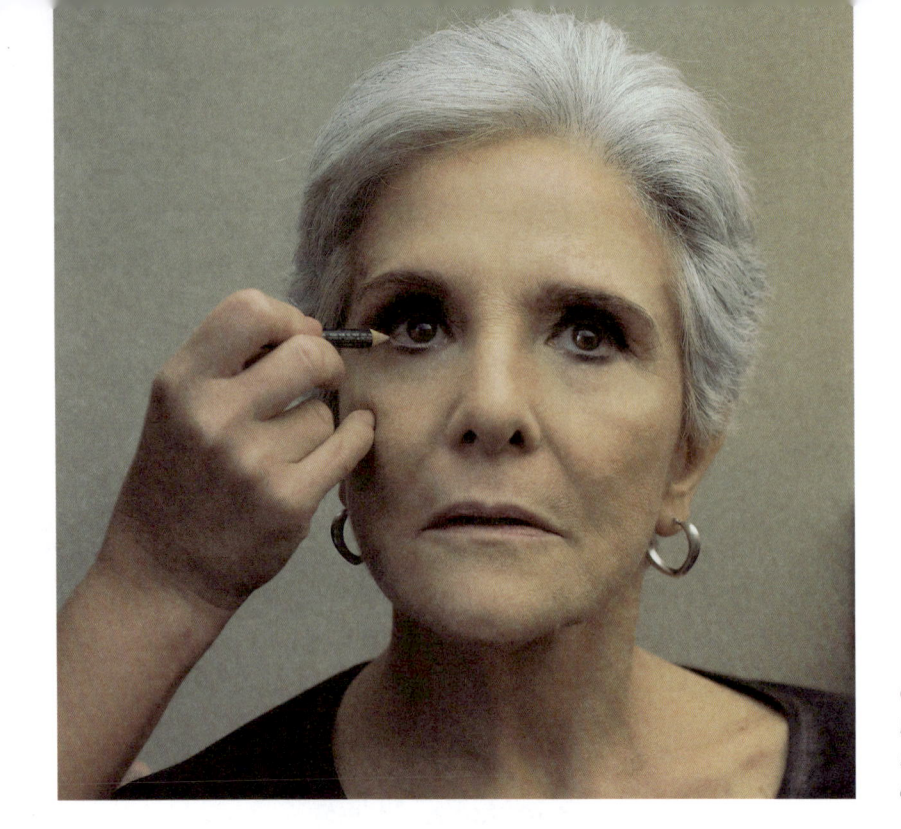

O lápis bege, aplicado na linha d'água da pálpebra inferior, esconde possíveis avermelhados.

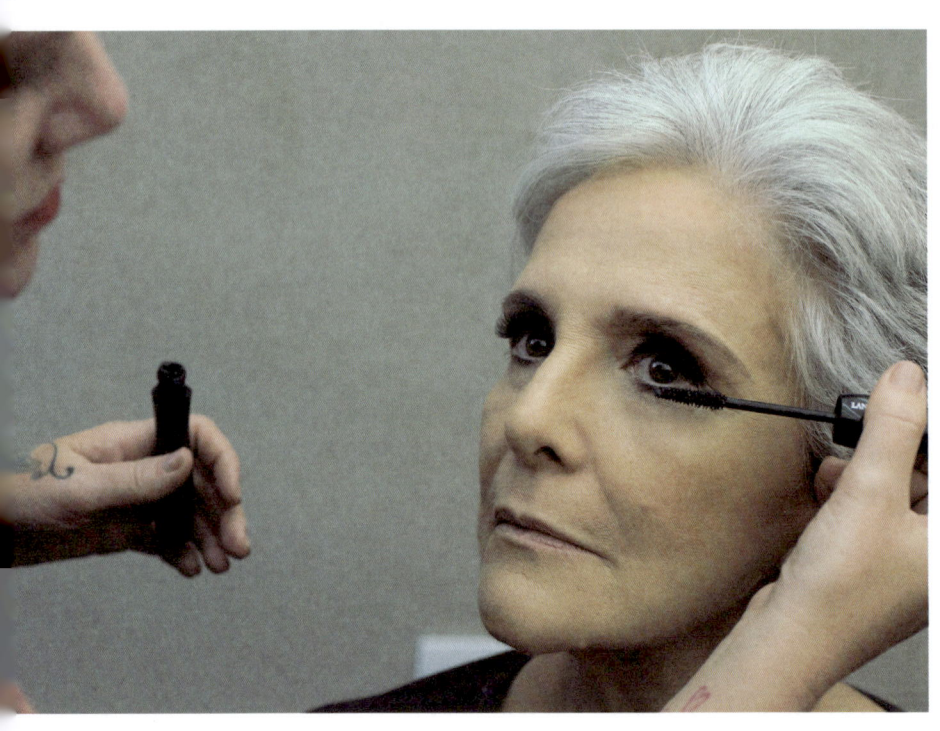

Bastante máscara nos cílios inferiores.

130

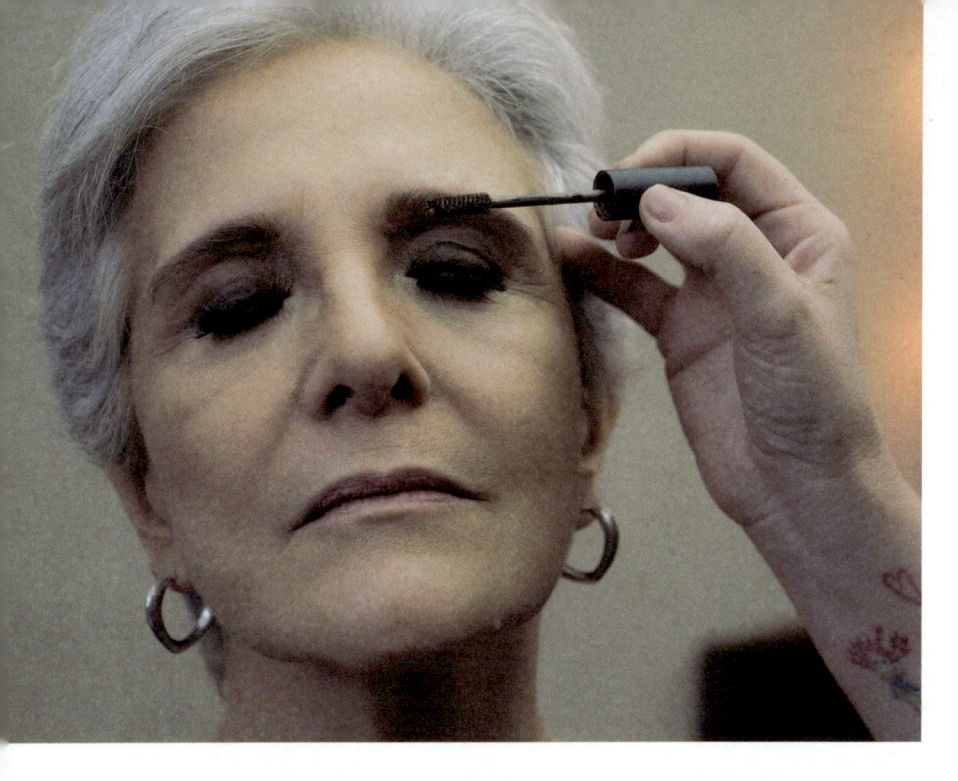

Máscara marrom para sobrancelhas. Existem várias tonalidades no mercado. É fácil achar o tom mais indicado.

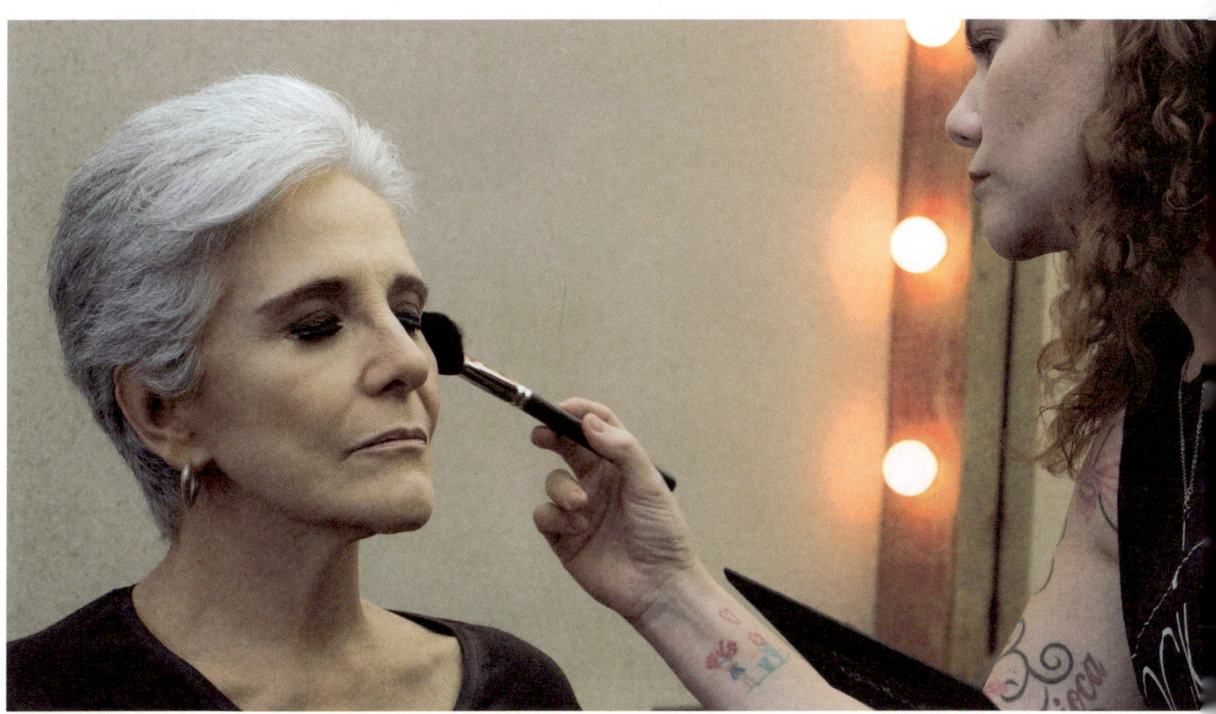

O blush rosado dá cor ao look.

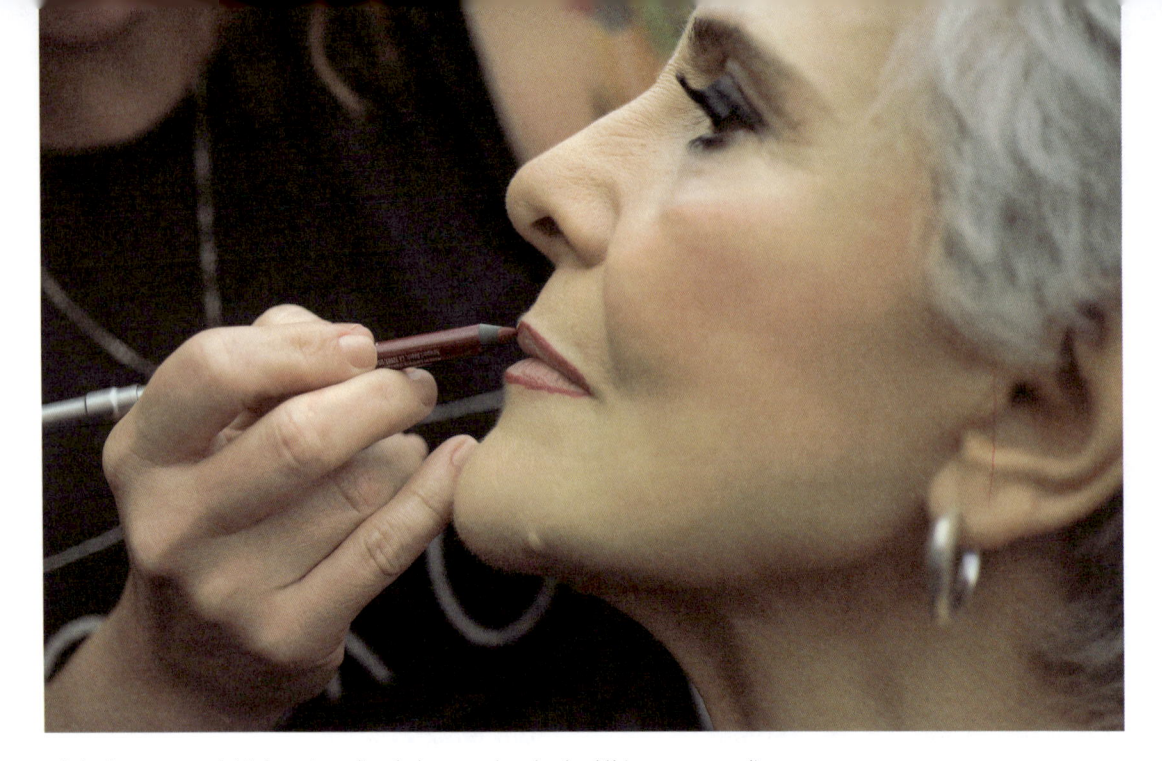

Lápis de contorno labial cereja aplicado bem na borda dos lábios para ampliar o desenho da boca.

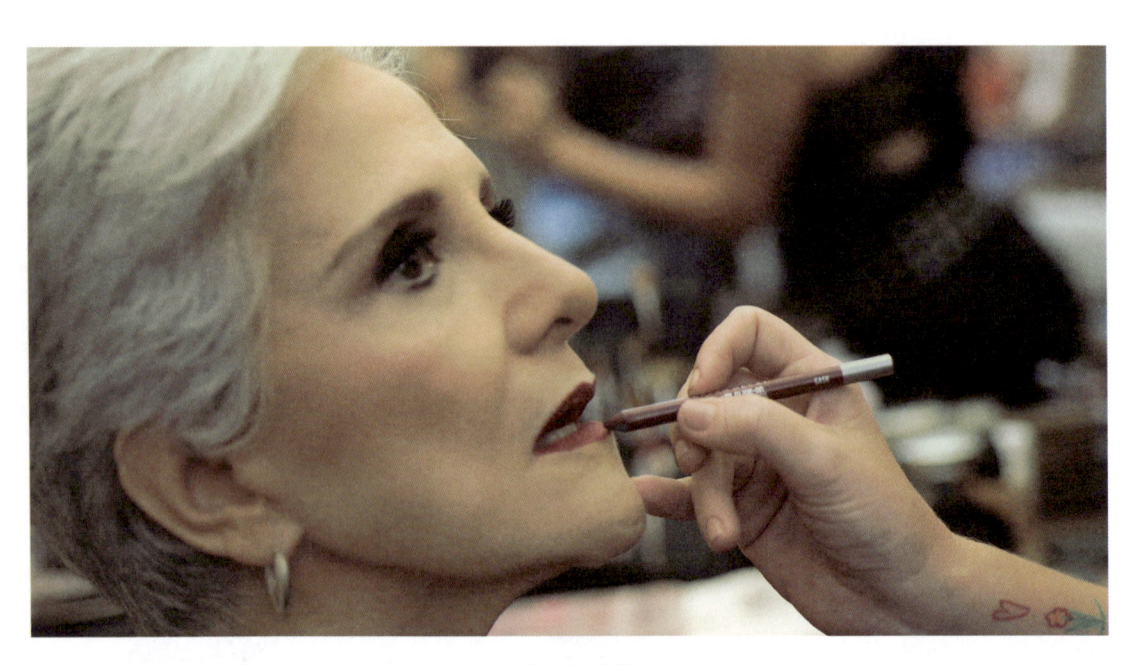

O preenchimento total da boca com lápis é o mais indicado. O lápis apresenta um aspecto fosco mais discreto e evita o escorrimento para além do contorno dos lábios.

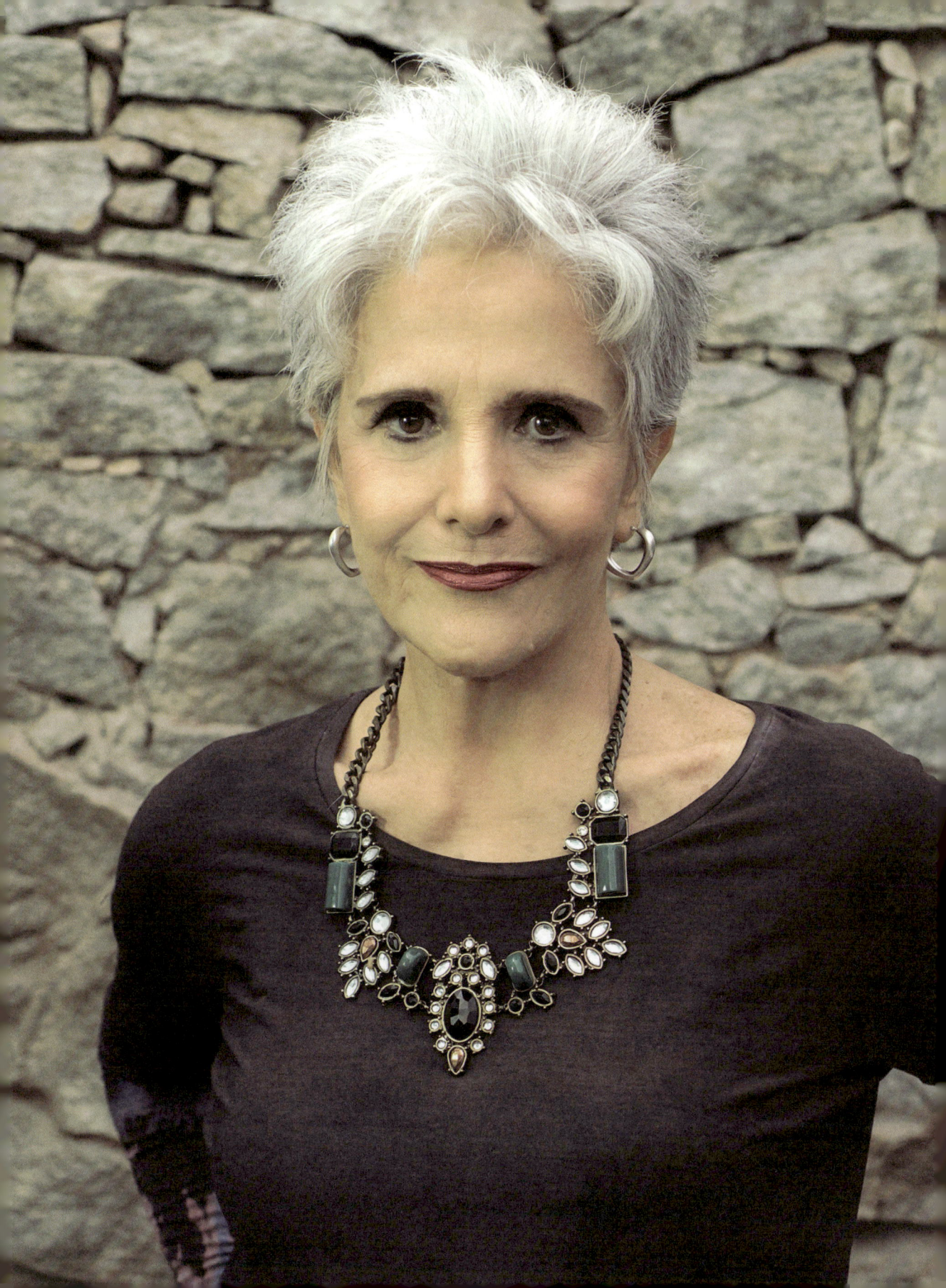

OLHOS PARA A NOITE

A maquiagem dos olhos é um momento fundamental da produção, principalmente porque é por meio dos olhos que fazemos nossa conexão principal com o mundo exterior, ou seja, com os outros. A produção de olhos bem feita pode definir o look de cada noite. Para valorizar ousadia e glamour, por exemplo, cílios postiços, olhos marcados com delineador e contrastes de sombras, ideal para festas e baladas. Para acentuar sobriedade, use apenas máscara de cílios e sombras em tons de marrom, com iluminadores suaves, valorizando o ar discreto e elegante. Veja agora duas propostas de Carla Barraqui para a maquiagem dos olhos para a noite.

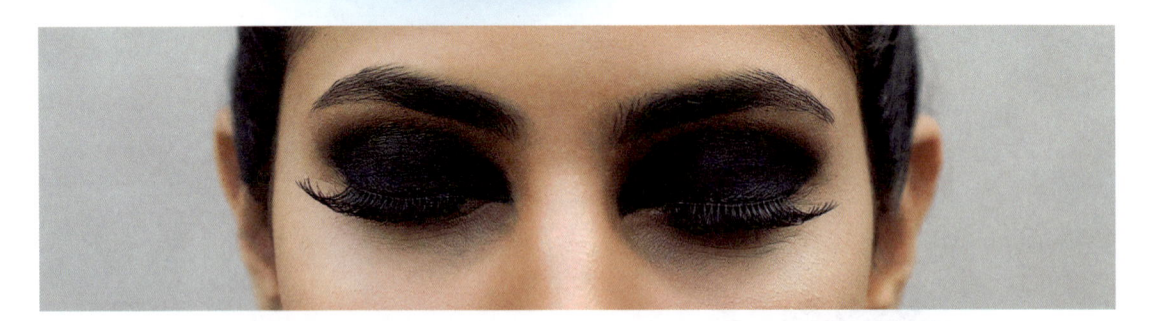

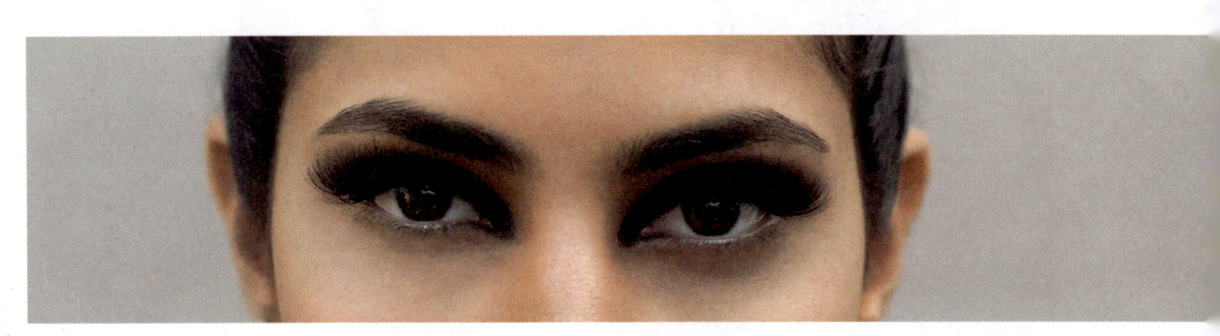

Lápis ou delineador em gel preto para delimitar a área da pálpebra a ser preenchida. Depois, sombra preta para fixar e, para finalizar, sombra caramelo na área de transferência fundindo o preto com a pele da pálpebra. Para o acabamento, cílios postiços.

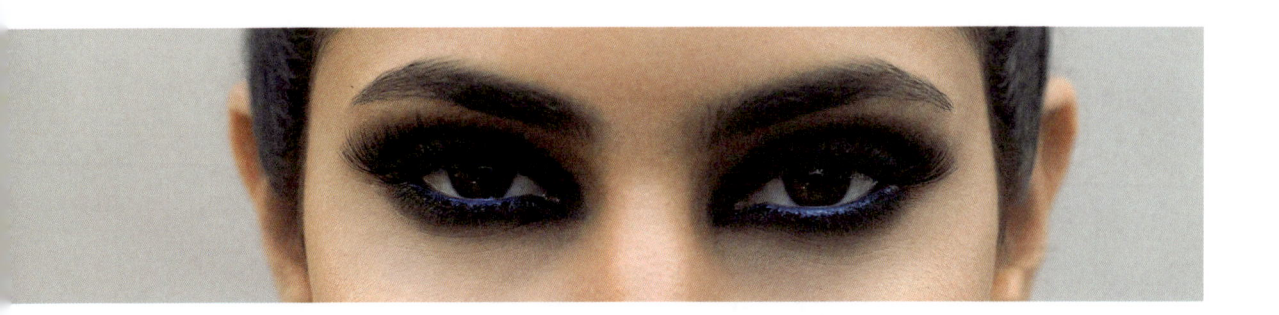

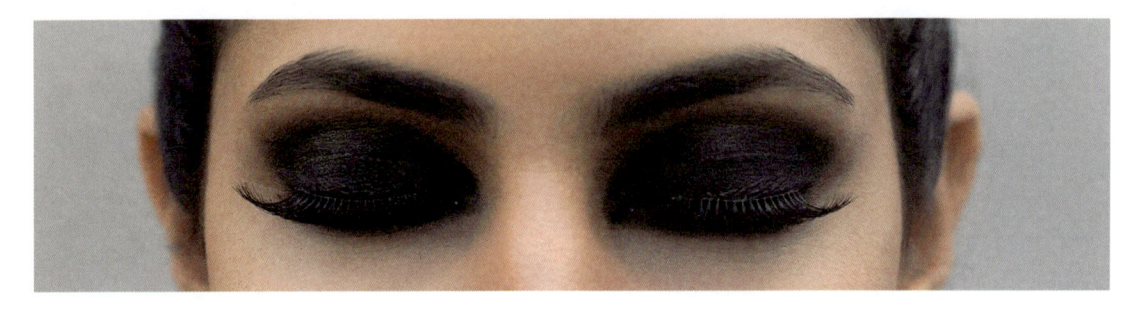

A mesma base preta, porém com um contorno na pálpebra inferior com traço marcado e grosso. Para finalizar, sombra preta, aplicada sempre sobre o lápis ou delineador em gel, o que deixa o resultado mais duradouro, qualquer que seja a cor escolhida. Nas linhas d'água, lápis azul. Outras cores de lápis podem ser usadas para contrastar com o preto.

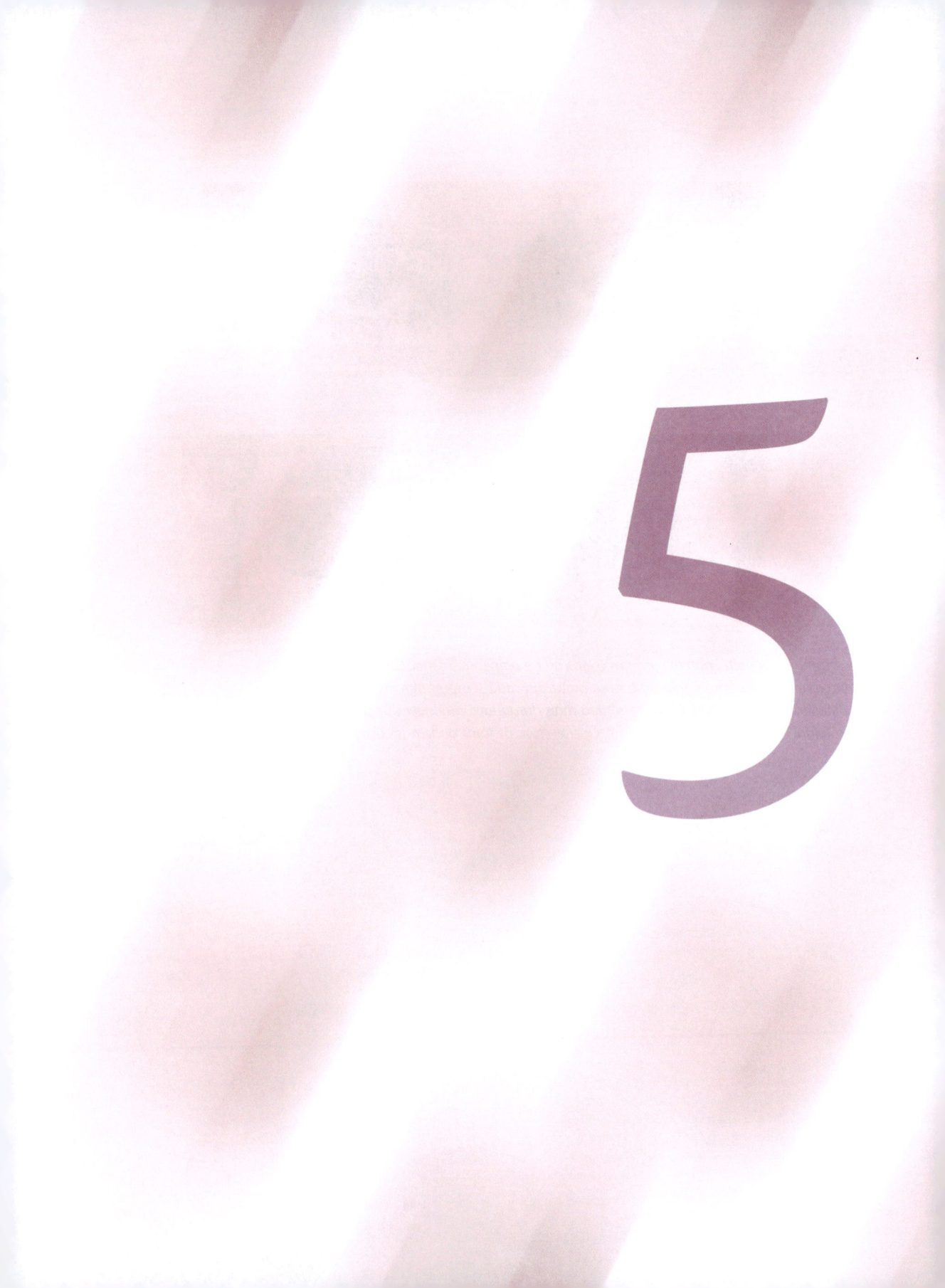

5

MERCADO DE TRABALHO

OS PIONEIROS DA MAQUIAGEM NO BRASIL

Se a maquiagem ganhou impulso mundial com o crescimento da indústria cinematográfica, pode-se afirmar que, no Brasil, ela nasceu como profissão e mercado de trabalho com a televisão. Assim como o maquiador e cosmetólogo Max Factor penou em busca de soluções para as exigências tecnológicas da engatinhante Hollywood, ao mesmo tempo em que construía o império de cosméticos que ainda hoje leva seu nome, os maquiadores brasileiros também trabalharam longa e arduamente para consolidar a profissão no país. A TV foi a escola, e o imigrante judeu polonês Eric Rzepecki, conterrâneo de outros grandes da maquiagem, como Max Factor e Helena Rubinstein, foi o grande mestre da primeira geração de maquiadores da TV brasileira.

Rzepecki estabeleceu-se no Rio de Janeiro e revelou talentos internacionais do cinema, do carnaval e da moda, como Guilherme Pereira e Vavá Torres. A partir de suas rigorosas exigências de qualidade para a Rede Globo, o mercado de trabalho nacional foi se expandindo e se profissionalizando cada vez mais. O maquiador deixou de ser alguém que faz um bico ou quebra um galho para se tornar um profissional respeitado e requisitado não só pelo cinema, teatro e TV, mas pelo carnaval, para festas e casamentos e até mesmo para cuidados semanais nos salões de beleza. A seguir, um pouco da história de alguns dos pioneiros da maquiagem no Brasil.

ERIC RZEPECKI

O tenente polonês Stanislaw Rzepecki estava a postos no sul da Polônia, em 1939, para repelir os alemães que invadiriam o país, na Segunda Guerra Mundial. Depois do Holocausto e de lutas e fugas sangrentas, ele chegou ao Brasil em 1946, rebatizado como Eric Rzepecki, e estreou como maquiador na companhia de cinema Vera Cruz, trazido de Londres por Paschoal Carlos Magno. Era o início de uma carreira profissional brilhante. E, para muitos colegas do meio artístico, também começava naquele instante a história da maquiagem brasileira e, em particular, da Rede Globo. No tempo em que o máximo em sofisticação para caracterizar um personagem era um simples pancake, Eric Rzepecki realizava as mais diversas façanhas. Usava estuque para corrigir um rosto ou para envelhecê-lo. Criava misturas químicas que davam certo, como cola de madeira com verniz e álcool para fixar bem uma barba postiça no rosto. Hoje, os maquiadores têm à sua disposição produtos que parecem fazer milagres. Há meio século, porém, Eric só contava com a imaginação.

Eric Rzepecki era admirado pelos resultados surpreendentes alcançados por seu trabalho: ele fez Fernanda Montenegro envelhecer na novela *Cambalacho*; cobriu o rosto de Sonia Braga de cicatrizes terríveis de queimadura; criou princesas e monstros, reis e mendigos. Comandou praticamente sozinho, ou seja, sem a ajuda, por exemplo, de tecnologia hollywoodiana alguma, a central de efeitos especiais e de caracterização do Departamento de Dramaturgia da Rede Globo. A emissora e a maquiagem devem muito de seu sucesso à inventividade de Eric Rzepecki. Pode-se afirmar que, por tudo o que inventou, pela obra que consolidou na história da TV brasileira, ele foi o pioneiro do que hoje, em maquiagem, se chama "caracterização de personagens". Eric morreu aos 77 anos, em 1993, sem realizar o sonho de lançar seu livro, no qual contaria todos os seus truques, ensinaria suas técnicas e brindaria os leitores com mais de 200 fotos de antes e depois da maquiagem das maiores estrelas da televisão brasileira. Seria uma bíblia assinada pelo formador de uma geração inteira de grandes maquiadores brasileiros.

GUILHERME PEREIRA

Ele fez a boca vermelha da Gal Costa, os olhos fundos e negros de Maria Bethânia e o look de Clara Nunes. Ele fez Sonia Braga na novela *Gabriela* e nos filmes *O beijo da mulher aranha*, *Eu te amo* e *Tieta*. Guilherme Pereira, morto em 2008 em São Paulo, com 61 anos, dos quais 40 dedicados à maquiagem profissional, quebrou tabus e abriu muitas portas para seus sucessores. Trabalhou com Eric Rzepecki na Rede Globo e de lá foi comandar a maquiagem e os efeitos especiais da concorrente, a Rede Manchete.

Foi o primeiro brasileiro a furar o bloqueio do mercado internacional, criando uma identidade visual para a famosa marca multinacional Helena Rubinstein, que se rendeu a seu talento e lançou uma linha "by Guilherme Pereira" nos anos 1990. Depois, o maquiador assinou linhas para a Coty, a Avon e a alemã ArtDeco. Na comemoração de seus 35 anos de profissão, lançou um batom com seu nome, cuja cor ele próprio inventou. Com apenas 19 anos, Guilherme foi trabalhar na TV Excelsior. Era o ano de 1967, época das maquiagens ao vivo, minutos antes de os atores entrarem no ar. Logo foi descoberto pelo maquiador Eric Rzepecki, mas foi um dos poucos que logo conquistaram vida própria, depois da experiência com a exigência e a disciplina de Rzepecki. Quem conseguia suportar tamanho rigor poderia tornar-se um dos grandes maquiadores do país.

Na TV, Guilherme começou a namorar o mercado da moda. O sucesso com as cantoras lhe abriu portas para as capas de revistas, como *Claudia*, da Editora Abril, e especialmente *Desfile*, da extinta Bloch Editores. Como maquiador, trabalhava em parceria com renomados fotógrafos, como Antonio Guerreiro e David Zing. Na revista *Desfile*, bateu o recorde de 100 capas seguidas.

Guilherme Pereira logo caiu nas graças do então diretor Roberto Barreira e, em seguida, do próprio Adolpho Bloch. O falecido dono da Bloch e da Rede Manchete decidiu custear seus estudos de maquiagem durante um ano na escola de Jean Destri, em Paris. Na volta, ofereceu-lhe a coordenação de maquiagem da TV, cargo que ocupou durante toda a existência da emissora. E em sua cadeira sentaram-se futuras grandes estrelas, como Xuxa e Angélica. A maquiagem da primeira capa de moda da Xuxa leva sua assinatura. Depois de sua temporada na Manchete, Guilherme voltou às cantoras e à moda, mas já com o coração no cinema e na construção de personagens, unindo a maquiagem ao visagismo, criando cabelos e figurinos para o personagem. Guilherme Pereira recomendava que todos os maquiadores que sonhassem com a caracterização de personagens estudassem muito, porque sem uma boa base cultural não seria possível chegar ao teatro ou ao cinema.

Profissional consagrado, com diversos prêmios importantes (quatro vezes seguidas de melhor maquiagem da Avon, considerado o Oscar da maquiagem no Brasil – e outros da *Vida Estética*), Guilherme sempre foi simples e modesto, apesar de fazer parte do mundo das celebridades. Com um sorriso simpático nos lábios, satisfeito com o que fazia, Guilherme Pereira tinha olho clínico para reconhecer de longe novos talentos. Fazia concursos na Manchete para encontrar novos profissionais, dando oportunidade aos mais talentosos, entre eles a maquiadora Irma Verdugal.

MARLENE MOURA

A carreira profissional desta supermaquiadora começou meio por acaso. Ela iniciou na Tupi aos 19 anos. Entrou para fazer figuração e como, na época, não havia maquiador para preparar os figurantes, perguntou a Antonio Pacheco, chefe de maquiagem da emissora, se poderia ajudá-lo. Ele a olhou incrédulo e teria dito: "Se quiser e souber, pode ficar".

Mas Marlene Moura não sabia nada de maquiagem. E nunca pensou em se profissionalizar. O que ela queria, na verdade, era um emprego com carteira assinada. Esse era seu grande sonho. Depois de uma semana como figurante, passou a assistente de Pacheco. Sua dedicação foi tanta que, em um ano, já fazia o make-up dos atores. Marlene costumava comprar revistas de moda e, sempre que podia, fazia as maquiagens da última moda em todo o elenco da Tupi. Ouvia a crítica das colegas – a polonesa Duska e a argentina Aída Blanco, na época as melhores – de que o que fazia não funcionava para a televisão. Mas Pacheco sempre a protegia, dizendo: "Deixa a menina inventar". Quando Marlene via Antonio Pacheco maquiar, pensava que jamais faria tão bem quanto ele. Com muita paciência, Pacheco recomendava que criasse o seu próprio estilo. Foi o que fez Marlene Moura.

Marlene morou na Flórida, nos Estados Unidos, de onde trabalhava para produções de cinema e TV. De lá, selecionava os projetos em que gostaria de trabalhar e mandava seus protótipos pela internet. Passou a usar o computador para desenvolver seus trabalhos, e recomenda a todos os novos maquiadores que comecem a trabalhar assim, criando primeiro no computador.

Para Marlene, o termo caracterização de personagens define mais precisamente o trabalho do profissional de maquiagem. Para fazer uma caracterização que envolva, além da maquiagem, os cabelos, é preciso estudar muito. Além de ler a sinopse, é necessário estudar as opções estéticas de cada personagem. Marlene faz isso com a ajuda do Photoshop, um programa de computador, para levar opções de mais qualidade às reuniões com a direção da produção.

Além do Photoshop, o acesso aos produtos importados facilitou, segundo ela, o trabalho do caracterizador. Esse profissional precisa ter um estreito diálogo com o diretor de fotografia para que, juntos, definam a qualidade que hoje é exigida pela câmera digital. Em sua época de TV Tupi, em 1969, ela lembra que as transmissões eram ao vivo e em preto e branco. Ter passado por essa fase lhe rendeu alta velocidade e muita prática. Agora, os profissionais têm um tempo para a preparação, mesmo quando se tem pressa, porque tudo é gravado.

Mesmo com o grande número de profissionais atuantes, Marlene Moura acredita que o mercado atual está mais acessível para se trabalhar. Há um bom mercado na TV, no cinema e no teatro. Pessoalmente, ela não tem queixas e, ao contrário, guarda na memória vários momentos emocionantes, além de prêmios por trabalhos como *Comédia da vida privada*, *Auto da Compadecida*, *Caramuru*, *A invenção do Brasil*, *Os Maias* e *A muralha*.

VAVÁ TORRES

Valdemir Lopes Torres nasceu em Recife, mas cresceu no Rio de Janeiro. Já adolescente, trabalhava como ajudante nas barbearias do Meier, na Zona Norte da cidade. Lá, desenvolvia sua habilidade com cortes de cabelos e, quando teve que se ausentar para servir o Exército, logo se oficializou como barbeiro de seu pelotão. De volta às barbearias, cercado de revistas de TV, deparou-se com uma reportagem sobre as técnicas usadas pelo maquiador Eric Rzepecki para envelhecer o ator Jardel Filho.

Aos 20 anos, Vavá Torres teve ali o *insight* de que era aquele tipo de maquiagem que gostaria de fazer na vida. Dois meses depois, estava à porta da Rede Globo para pedir ao ídolo ao menos uma chance. Além de garra, teve sorte. Rzepecki o contratou, e Vavá Torres deu então a largada em uma longa trajetória de maquiagens, efeitos especiais, cabelos, cortes, penteados de época e criação de personagens, entre eles os das novelas *Cavalo de aço*, *O semideus*, *Uma rosa com amor*, *Vamp*. Sempre como maquiador contratado da Rede Globo, Vavá Torres se aperfeiçoou em cursos e workshops em Paris, Nova York, Toronto, Londres.

O produtor de shows Osvaldo Sargentelli o levou para São Paulo para que fosse o maquiador oficial de suas mulatas. Foi um pulo para que assinasse maquiagens e beleza de capas de revistas e estreasse no carnaval de escolas de samba como Mangueira, Mocidade Independente, Imperatriz e Vila Isabel. Vavá Torres tornou-se ainda um queridinho da maquiagem do cinema nacional e lançou uma linha de batons com seu nome. Atualmente, dirige o Departamento de Caracterização da Rede Record.

ÁREAS DE ATUAÇÃO

MAQUIAGEM PARA TV E CINEMA

O mercado da maquiagem está sempre em expansão no Brasil. As produções brasileiras para a TV estão entre as melhores do mundo, o que se comprova facilmente a cada ano com o número crescente de prêmios internacionais. Sem falar na legislação e na ampliação de TVs por assinatura, o que prenuncia uma multiplicação de produções independentes, à parte os conteúdos elaborados exclusivamente para a internet, tablets e celulares inteligentes.

Nas emissoras de televisão e também no cinema, a maioria dos maquiadores trabalha como prestador de serviço por produção. Tecnicamente, o maquiador de TV e cinema também deve exercer a função de consultor, aliado à direção de arte. Em geral, precisa se adequar a um trabalho de equipe ao qual ele dá suporte e deve ter sinergia com o figurinista e o cabeleireiro.

A figurinista Marília Carneiro explica isso muito bem em seu livro *No camarim das oito*, ao definir que o figurino não se restringe à roupa, mas inclui o rosto e os cabelos. Desde quando? "Desde que vi o diretor Daniel Filho pintando os dentes de Sônia Braga de marrom na novela *Dancing days*, já que não fazia sentido uma ex-presidiária fumante ter dentes branquinhos. Depois que ouvi da atriz Betty Faria que televisão de verdade é um 3x4. É geralmente neste quadro que está o segredo da caracterização", registra a figurinista em seu livro (CARNEIRO; NUHLHAUS, 2003).

Além disso, o maquiador deve saber que as câmeras funcionam como uma lupa gigante, ampliando os mínimos detalhes de um rosto, por isso a precisão na maquiagem deve ser absoluta. A maquiagem não pode mascarar e deve oferecer identificação total com a personagem. E é bem mais leve do que a teatral. Na verdade, a maquiagem para TV é quase sempre corretiva. Agora mais ainda, com as tecnologias HD. Qualquer excesso será ampliado pela alta definição, e o resultado drástico poderá ir para a conta do maquiador. Por isso, o maquiador de TV e cinema deve ter estrutura emocional para suportar o ritmo frenético da produção: antes do "luz-câmera-ação", são gritos, correria e estresse, este agravado pelo comportamento instável de muitos artistas.

MAQUIAGEM PARA FOTO E PASSARELA

O mercado de trabalho do maquiador também se ampliou para a moda e para a publicidade. Nessas áreas, o profissional pode e deve assinar a produção de beleza em desfiles, editoriais de jornais, revistas e sites. Para tanto, precisa de boas referências estéticas para compreender o contexto no qual a maquiagem será uma coadjuvante fundamental. Esse foi o caminho que o maquiador gaúcho Duda Molinos escolheu quando decidiu sair do Rio Grande do Sul para se estabelecer em São Paulo.

É preciso antes de tudo muita coragem, segundo ele, para largar a estabilidade de um salão de beleza e se aventurar pelo mundo da moda e da publicidade. Modesto, Duda Molinos diz que teve a sorte de iniciar sua carreira quando esse mercado estava em plena ascensão, no começo deste século XXI. Na mesma época, lançou o livro *Maquiagem* pela Editora Senac São Paulo, em 2000. Foi o primeiro "produto" que, segundo ele, divulgava seu nome, uma marca hoje associada a seu próprio salão, o lab.dudamolinos, em Higienópolis, São Paulo, e a uma linha de maquiagem.

– Desde que comecei houve uma expansão muito forte. Os conteúdos de beleza, por exemplo, chegaram à TV, o que antes não havia. Hoje temos programas específicos para cabelo e maquiagem, além dos programas voltados para a moda. É bom lembrar que temos cinco revistas de moda importantes e umas 15 de grande tiragem, com edições mensais. Para atuar nesse mercado, o maquiador deve saber tudo, ser uma espécie de jornalista de beleza – afirma Duda Molinos.

Para os que estão começando na carreira, Duda Molinos chama a atenção para uma característica importante do mercado de moda e beleza no Brasil: o maquiador deve ser também cabeleireiro e vice-versa. Isso agiliza o processo de produção, economiza os custos de hotel e alimentação – afinal, temos um no lugar de dois – mas muitos talentos se perdem por causa dessa dupla função. Na Europa, a situação é bem distinta: cabeleireiro faz cabelos, e maquiador, o make-up.

A maquiagem para fotos em revistas é diferente da maquiagem dos desfiles. Nos desfiles de moda, por causa do impacto da cena e dos jogos de luz, a maquiagem é sempre forte e marcante. O tom de pele muda de acordo com o tipo de luz que será usado na passarela. Isso deve ser discutido antes com os demais profissionais envolvidos: o estilista, o produtor, o iluminador e o organizador do evento.

O maquiador deve avaliar até a altura das modelos: as altas podem suportar uma maquiagem mais carregada, mais sofisticada; as baixas precisam de mais discrição para a maquiagem não parecer excessiva. Mas a maquiagem precisa sempre estar de acordo com o conceito do trabalho.

MAQUIAGEM DE NOIVAS

O mercado de maquiagem de noivas já tem sua importância consolidada, principalmente quando os casamentos tomam a dimensão de superprodução, com fotos antes, durante e depois, filmagens e festas que exigem mudança de figurino não só da noiva, mas também de seus convidados principais. Este mercado se estende até para as publicações específicas, que também exigem produções de moda e publicidade para noivas de todos os estilos. A noiva de hoje não tem apenas aquele padrão ninfa de tons pastéis, como nas telas de Claude Monet. Ela pode ser uma roqueira, uma valquíria sedutora, uma mulher pós-moderna que quer se apresentar bem contemporânea no altar.

– O mercado de trabalho está em franco crescimento para a maquiagem de noivas e também para a maquiagem social. Hoje, a mulher re-

solveu que tem que se maquiar em qualquer circunstância, e que isso é muito importante. Vejo nosso trabalho muito mais aceito agora do que quando comecei. O mercado é muito maior do que há dez anos – constata a maquiadora Carla Barraqui[8], consultora técnica deste livro.

Especialista em noivas, Carla destaca que esse tipo de maquiagem exige aperfeiçoamento constante. Por isso, ela participa de workshops, acompanha o trabalho de colegas, frequenta todas as feiras importantes, viaja pelo Brasil, visita outros países e, principalmente, pesquisa tutoriais na internet. Outro ponto importante quando o assunto é maquiagem de noivas é a manutenção de um estúdio fixo. Associada a um bom cabeleireiro, o cunhado e sócio Anderson Couto, Carla recebe suas clientes em seu salão, o Majestic, no bairro de Botafogo, Rio de Janeiro.

– A noiva vai fechar um contrato de maquiagem com um ano de antecedência. Ela precisa ter segurança, e um estúdio lhe dá essa garantia. Os maquiadores de noivas que não têm um espaço fixo e geralmente trabalham em hotéis têm mais dificuldade, porque nem sempre a noiva quer correr riscos. A noiva geralmente é frágil, quer que tudo dê certo no casamento, e a gente tem que estar ali com ela, acolhendo, dando segurança.

O mercado de maquiagem para noivas fez Carla Barraqui descobrir também sua vocação para a maquiagem social, porque, com cada noiva, vêm dezenas de convidados, madrinhas, damas de honra.

– Fiquei muito feliz porque identifiquei esta minha vertente. Temos que desenvolver nossas preferências. Por exemplo, eu não me vejo fazendo maquiagem para carnaval, nem rostos muitos pesados, grafitados. Gosto dessa área de noivas e agora, mais ainda, da maquiagem social e de artistas. Estou feliz com minha profissão. E, se pudesse escolher uma nova profissão hoje, escolheria, sem piscar de olhos, de novo a maquiagem. Amo maquiar e tenho orgulho de dizer: sou maquiadora.

MAQUIAGEM PARA TEATRO

A maquiagem teatral deve ser dramática, envolvente, com a finalidade de ajudar atores, cantores de ópera e bailarinos a caracterizar seus personagens. Isso exige do maquiador, além de criatividade, conhecimentos gerais e uma pesquisa de costumes de época, para que ele harmonize a maquiagem com os cabelos, o figurino, a luz, o cenário. No fundo, é um tipo de maquiagem semelhante ao usado pelos modelos em seus desfiles de moda. Precisa ter jogo de contrastes claro e escuro e cores fortes que se destaquem sob a luz dos refletores. Assim, consegue-se dar, a distância, uma boa visão do personagem.

É por isso que o maquiador de teatro deve trabalhar em estreita aliança com o iluminador. A maquiagem ficará bonita se estiver em harmonia com a luz que vai ser usada. Sobre essa parceria, Ulysses Rabelo cita um caso no qual um grupo de maquiadores optou por uma maquiagem bem colorida, com pancakes nas cores laranja, vermelha e amarela. Não perceberam que a cena em questão seria à luz do luar – na cor azul. No ensaio geral, a maquiagem desapareceu sob aquela luz, que, muito fria, dava sombra em tudo. O resultado disso foi que o trabalho teve que ser refeito em preto e branco, para sobressair sob a luz azul.

No teatro mais convencional, no entanto, a maquiagem não conta tanto com profissionais por problemas de produção, que não sustenta os custos de um maquiador diário para as apresentações de uma temporada. Dessa forma, os atores fazem a própria maquiagem. E, muitas vezes, eles acabam se transformando em maquiadores. Esse foi o caso do maquiador carioca Cleber de Oliveira (Prêmio Avon de Maquiagem 2013, na categoria Artes Cênicas). Graduado em Comunicação Social, ator e figurinista, ele conta que começou a fazer cursos de maquiagem para caracterizar melhor seus personagens em cena.

– *Eu trabalhei para a companhia de circo UP Leon e acabei ficando responsável pelo treinamento e criação de maquiagens para os perso-*

nagens da companhia. Minha grande mestra, Mona Magalhães, me incentivou a concorrer ao Prêmio Avon de Maquiagem. Depois de muito relutar, resolvi me inscrever. Com a indicação, abri meu ateliê de pesquisa, criação e workshops e não parei mais – conta Cleber[9].

Cleber de Oliveira foi finalista durante três edições do prêmio, mas o primeiro lugar na categoria Artes Cênicas, em 2013, rendeu-lhe um workshop de uma semana no Joe Blasco MakeUp School em Hollywood, uma das mais importantes do mundo. Lá chegando, pediu uma bolsa maior ao próprio Joe Blasco, olhos nos olhos, oferecendo em troca workshops de caracterização.

– Acho que, muitas vezes, a vida aponta novos caminhos, basta estarmos atentos para perceber, aproveitar, entrar de cabeça. Muitas vezes, é casual, acidental, muitas outras, é uma escolha. No meu caso, acho que foi uma mistura das duas coisas. Tenho meu ateliê de pesquisa e criação para espetáculos, onde também ministro frequentemente workshops para atores e maquiadores profissionais ou em formação. É fundamental que o maquiador de teatro entenda de direção, cenários, figurinos, todos os detalhes da produção – comenta Cleber de Oliveira.

MAQUIAGEM PARA CARNAVAL E OUTRAS FESTAS POPULARES

Os maquiadores já são requisitados para o carnaval há algumas décadas, mas, geralmente, eram designados para tarefas importantes e específicas, como, por exemplo, a criação das comissões de frente. Recentemente, a maquiagem passou a ter maior destaque com as pinturas corporais e caracterizações. O trabalho de um maquiador chegou a ser apontado como um dos quesitos que levou uma escola de samba à consagração. Ulysses Rabelo, criador de uma ala de frankensteins e de pinturas metalizadas em uma pirâmide humana que compunha um carro alegórico sobre o DNA, foi tratado pela crítica como uma grande estrela daquele espetáculo e mereceu até reportagens no jornal americano *The New York Times*.

Para Rabelo, o maquiador de carnaval deve ter conhecimentos especiais de desenho e pintura. A base fundamental dos cursos para maquiagem de desfiles de escolas de samba é a identificação da anatomia da pessoa: seus ossos (especialmente os da face), sua musculatura e sua pele. Outro desafio é a pesquisa de materiais que resistam ao calor e a uma produção de oito a dez horas ao ar livre, contando com chuva ou sol da manhã. Há materiais importados e nacionais, mas o maquiador pode pesquisar nos sites de maquiadores de cinema e de produções internacionais e até mesmo encomendar pela internet o que for necessário. No entanto, maquiadores conceituados recomendam o fim do preconceito contra os produtos nacionais, que podem surpreender pela qualidade também no item longa duração.

O maquiador de carnaval deve saber coordenar uma grande equipe, porque, no dia do desfile, não conseguirá maquiar sozinho uma ala inteira. Ulysses começa a recrutar seus assistentes dois a três meses antes do carnaval e, se for necessário, ministra pequenos workshops para ensinar produções específicas, para que um componente não saia esteticamente diferente do outro, já que fazem parte da harmonia da ala e da escola. Isso exige do maquiador também habilidades de regente de uma orquestra na qual os instrumentos são pincéis, sombras, bases, cores e brilhos.

MAQUIAGEM DE CARACTERIZAÇÃO

Ulysses Rabelo é também maquiador do Theatro Municipal do Rio de Janeiro e professor de maquiagem do Senac. Qual é a recomendação principal que este mestre faz às suas consecutivas turmas de alunos?

Cultura, além do domínio técnico, claro. O maquiador deve ser um estudioso da história da arte e da pintura, da história dos costumes, das civilizações. Sem uma boa base cultural, não terá conhecimento seguro para suas caracterizações. Logo, o maquiador deve ser também um pesquisador.

– Certa vez, eu faria a maquiagem de uma ópera para o Theatro Municipal, e o encenador argentino disse que queria toda a maquiagem como uma pintura de El Greco (pintor do século XVII). Eu conhecia El Greco e perguntei se os tons seriam mais para o verde ou para o acinzentado. Ele disse apenas: já vi que não terei problemas com você. E não me deu mais recomendação alguma durante todo o trabalho. Hoje, isso é bem fácil. Temos a internet. No meu tempo, eu tinha que pesquisar em livros, era uma luta – conta Ulysses[10].

Ulysses é conhecido pelas "pegadinhas" que apresenta aos alunos para ressaltar a importância da formação cultural. Ele costuma perguntar à turma, por exemplo, se a pele do Drácula é branca ou é pálida. Diante do silêncio, ele explica que depende do Drácula. Se for a do ator húngaro Béla Lugosi, no auge do cinema em preto e branco, ela será mais branca, para contrastar com a pele dos "normais". Se for em filmes coloridos, poderá ser apenas mais pálida. O contexto sempre fará a diferença.

Outra missão importante do bom maquiador é a pesquisa de materiais. Qualquer caracterização poderá exigir uma ampla pesquisa e até mesmo contatos com desconhecidos. Ulysses Rabelo conta que, para caracterizar uma ala de macacos, para a escola de samba Unidos da Tijuca, mandou um e-mail simplesmente para o make-up artist Matthew Mungle, nada menos que o vencedor do Oscar de melhor maquiagem em 1992, pelo filme *O Drácula de Bram Stoker*.

– Eu perguntei a ele o que eu poderia usar para suportar durante dez horas seguidas um calor de 45 graus. Ele me indicou o pos-aid, uma cola adesiva que ele usou na maquiagem daquele Drácula. Foi o que fiz, e deu

certo. É importante o maquiador de caracterizações fazer sempre essas pesquisas de materiais internacionais – diz.

A luta por bons materiais é um grande desafio para o profissional brasileiro. Há produtos maravilhosos importados e poucos nacionais. O maquiador precisa descobrir o que é melhor para seu trabalho. Ulysses está adotando no momento o álcool isopropílico para reforçar caracterizações e fixar melhor barbas, bigodes e sobrancelhas. Cada descoberta é mais um avanço aliado à técnica. Outro produto recente de efeitos especiais é o transfer em 3D. O maquiador faz a escultura do efeito com esta pasta transfer, congela, e ele funcionará como um decalque colado na pele.

– *Todas as cicatrizes do Jesus Cristo feito pelo Mel Gibson foram feitas com esse material. Podem ver no filme, o transfer em 3D é sensacional* – comenta.

Quando o maquiador trabalha com personagens para teatro, cinema e TV, ganha o status de caracterizador. Ter noções de anatomia ajuda muito o caracterizador, pois facilita o trabalho com luzes e sombras em movimento.

Para Rabelo, a caracterização do envelhecimento é das mais fáceis de fazer – muito mais do que rejuvenescer. Quando trabalhou, por exemplo, no balé *Copélia*, precisou criar uma unidade de maquiagem para deixar as jovens mais jovens ainda e as mais velhas como garotinhas. A solução foi valorizar aspectos próprios da criança: nariz pequeno, orelhas grandes, bochechas ressaltadas e olhos muito grandes. Para criar o efeito de bochechas grandes, o blush não pôde ser lateral, teve que ser central, com maçãs do rosto bem acentuadas, dando um ar infantil e saudável. O tom usado na boca foi um rosa suave. Para aumentar os olhos, eles foram muito bem delineados e esfumados. Rabelo arredondou os olhos de todas as bailarinas e usou cílios postiços. Todas ficaram com cara de criança, com o viço da pele infantil.

Já na criação da ala de frankensteins da Unidos da Tijuca, Ulysses Rabelo primeiro tirou fotos em estúdio do que ele imaginava ser o monstro. Não usou próteses: preferiu o efeito luz e sombra, com misturas de branco com verdes mais claros e outros mais intensos (escuros até o preto), promovendo a visualização do movimento da pele do rosto. A preocupação de Ulysses foi, basicamente, não lembrar nem de longe o Incrível Hulk, por exemplo. Cores pálidas não funcionam com luzes intensas. No Sambódromo do Rio, por exemplo, o branco, o azul e o verde-claro desaparecem. Por isso, Ulysses Rabelo acertou ao usar óleo mineral e glitter na pirâmide humana, no carro alegórico do DNA.

A seguir, algumas fotos de uma caracterização que Ulysses Rabelo criou especialmente para este livro, na qual utiliza diferentes técnicas.

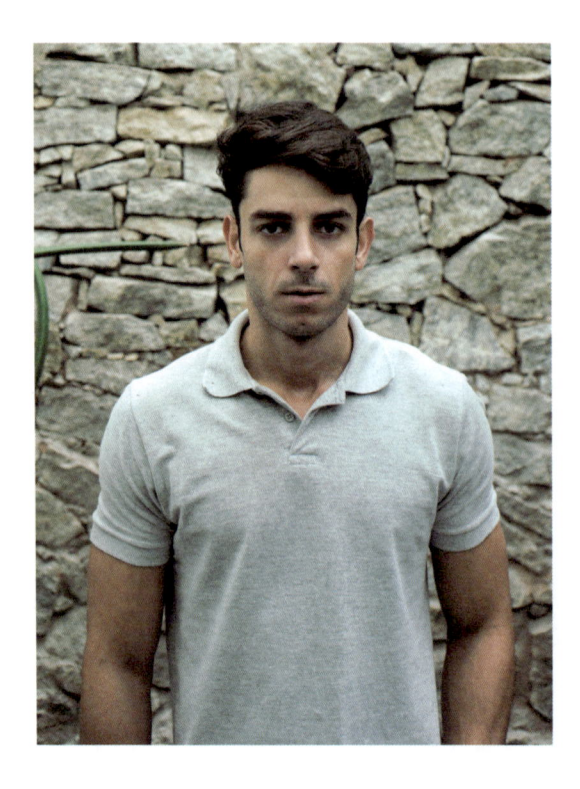

Rosto antes da maquiagem.

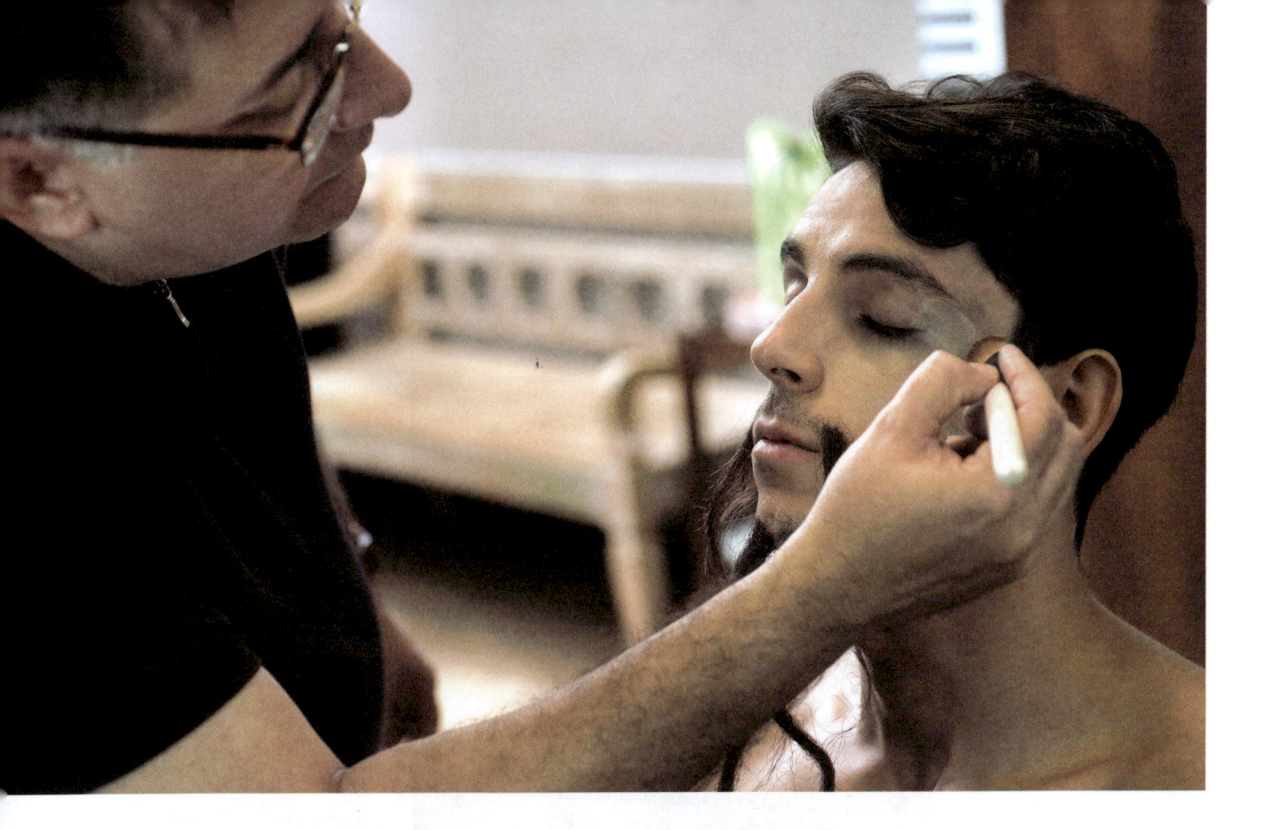

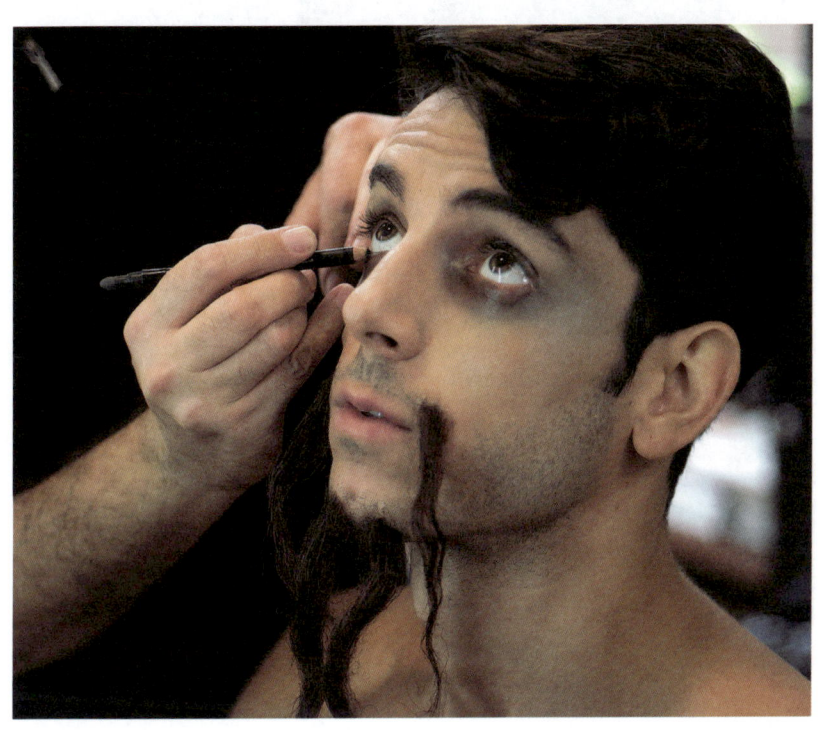

Fixação de barba e bigode para, em seguida, escurecer a pele.

Lápis para escurecer as olheiras.

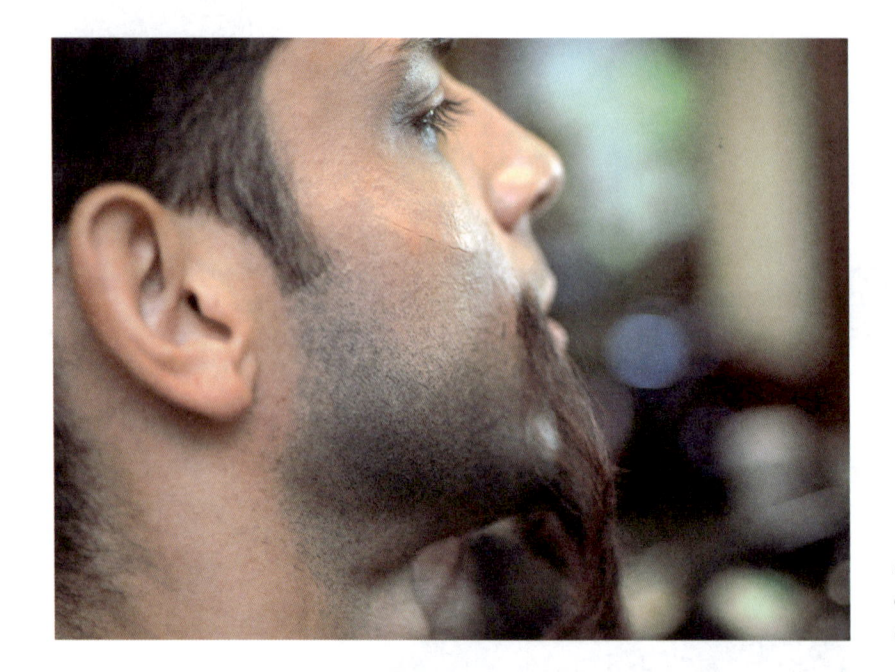

Detalhe da cicatriz aplicada com transfer na lateral da face.

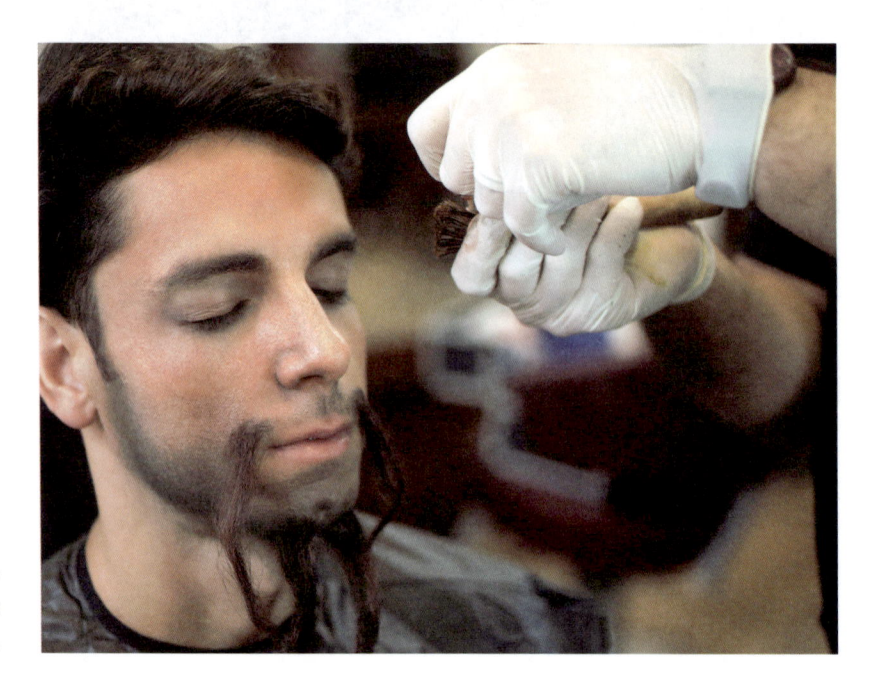

Um pouco de cor na pele para dar o efeito bronzeado.

156

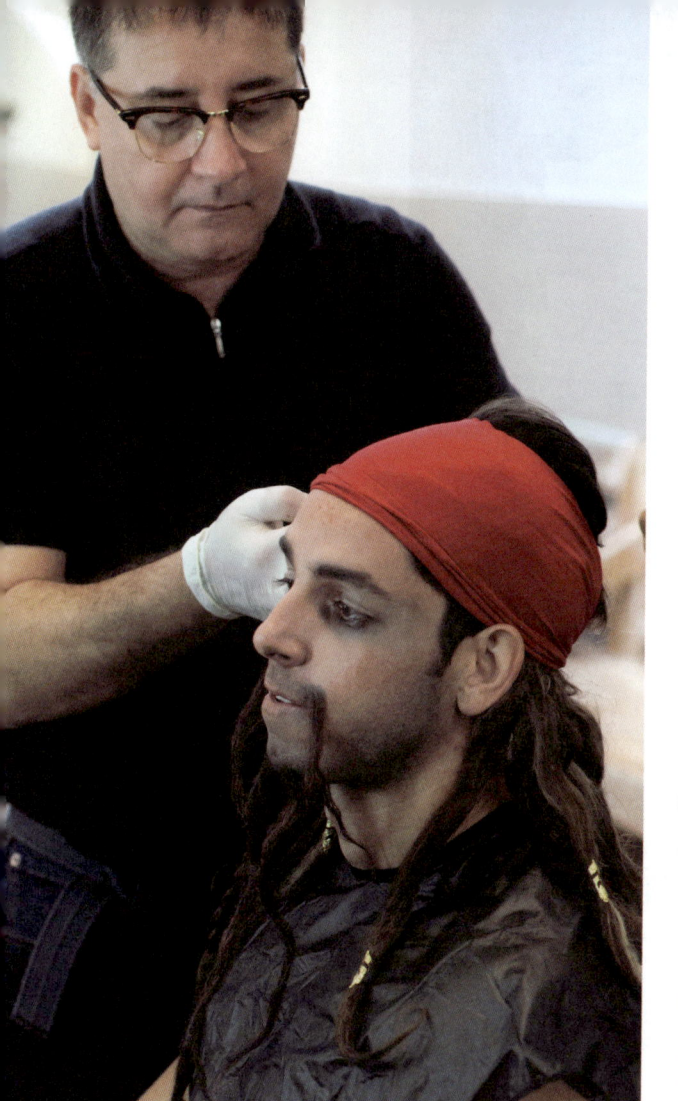

Apliques.

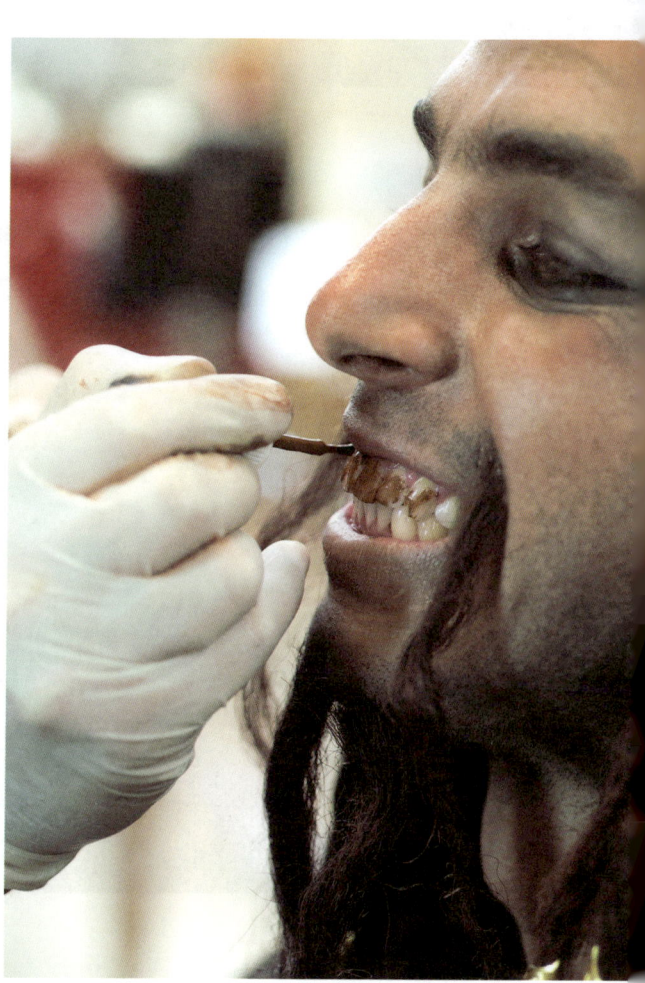

Esmalte para escurecer
os dentes.

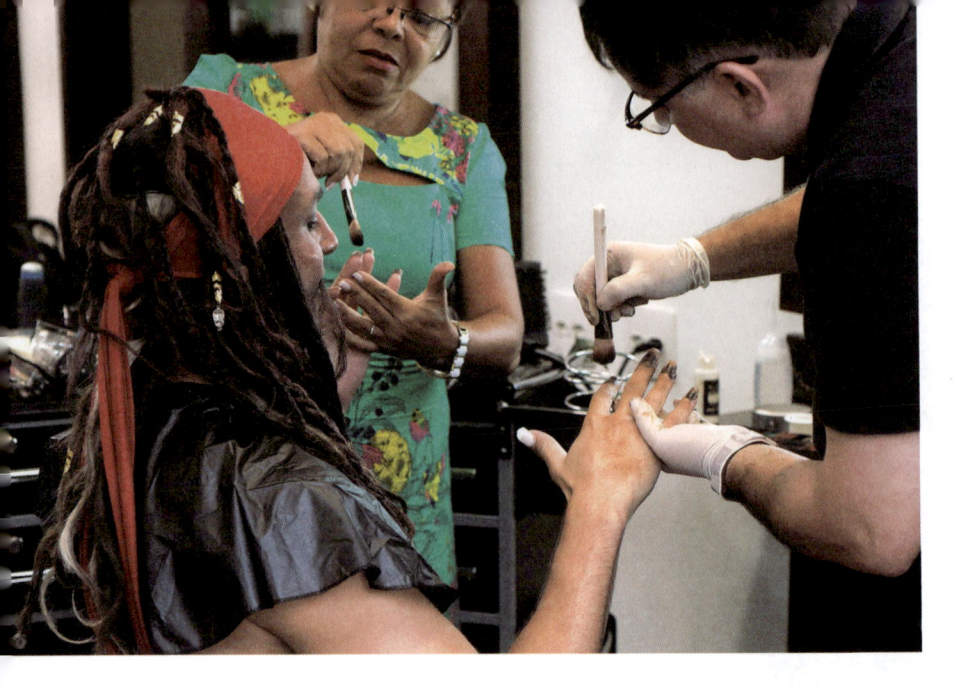

Unhas postiças.

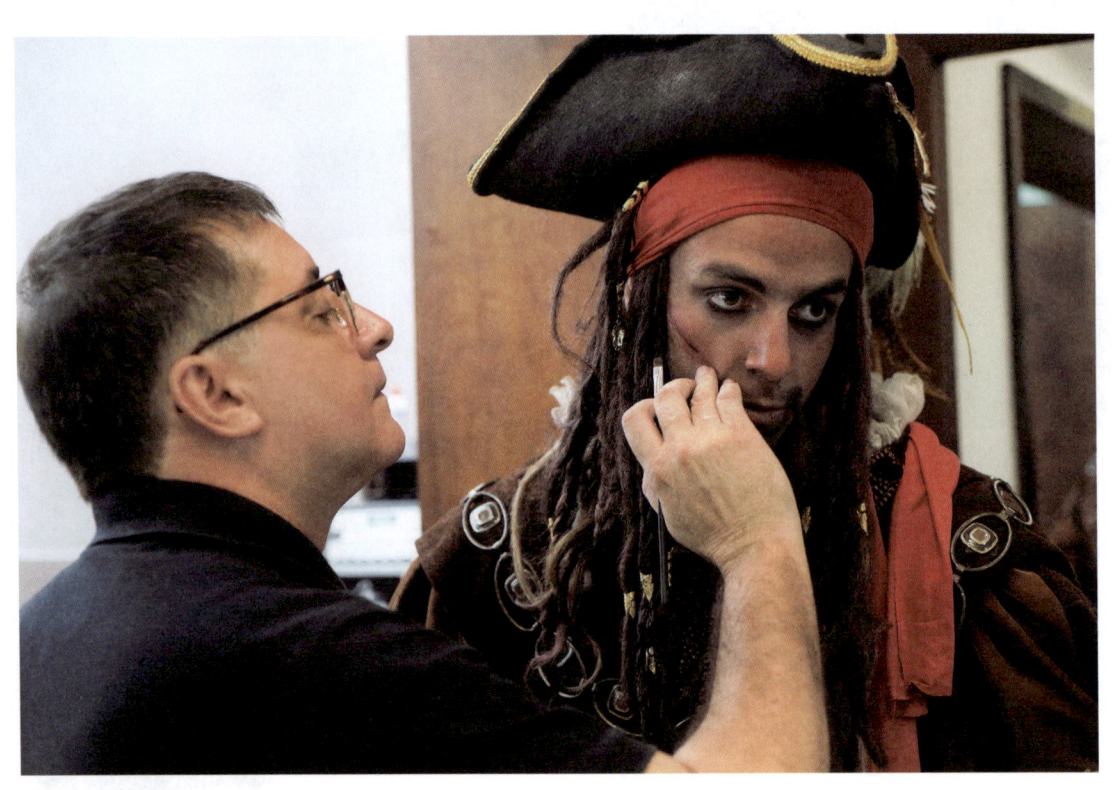

Figurino e retoques.

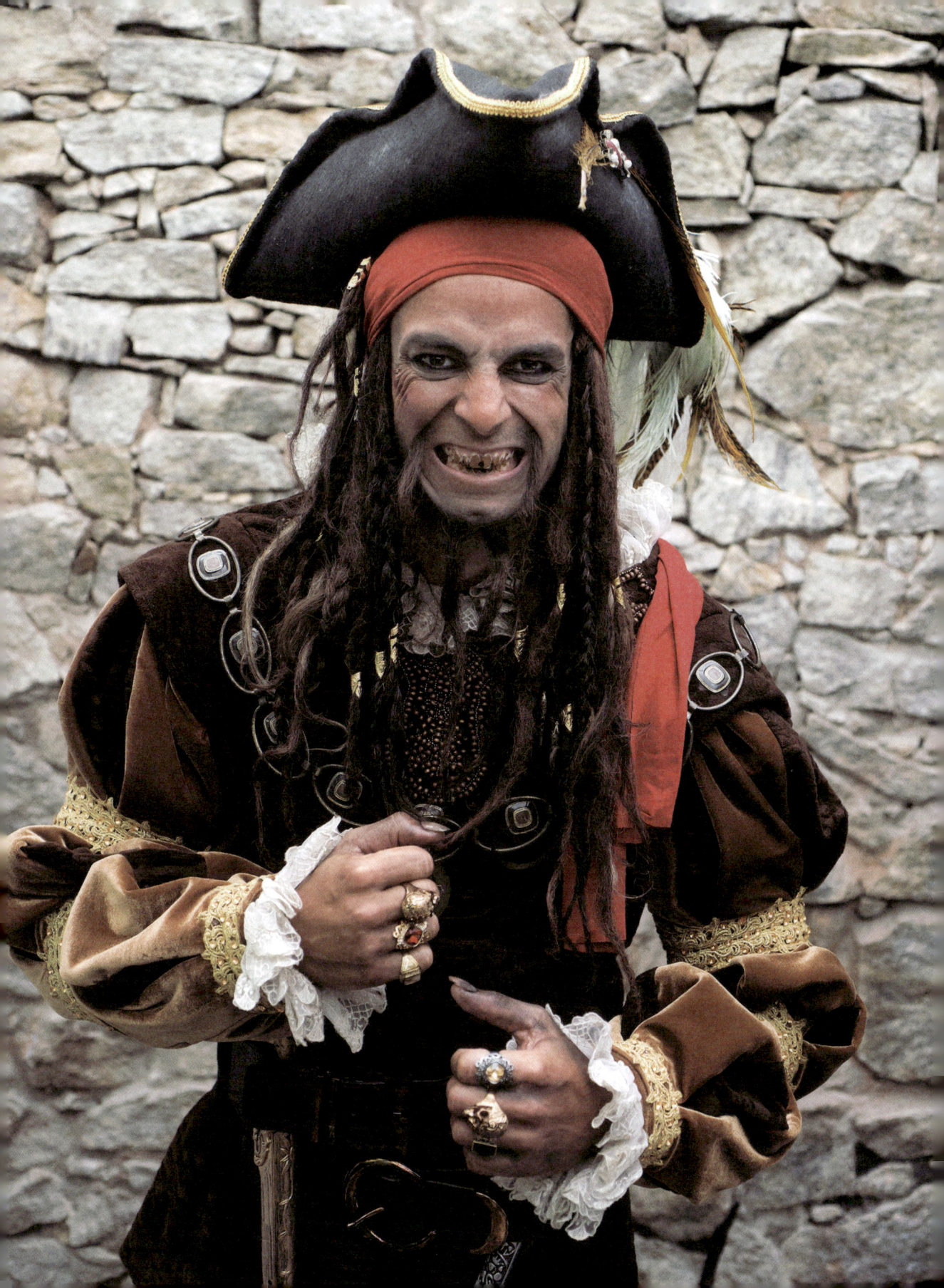

MAQUIAGEM RECONSTRUTORA

Corrigir cicatrizes, deformidades e manchas é uma tarefa dificílima, praticamente impossível, para o maquiador. Ulysses Rabelo comenta que o maquiador deve se conscientizar de que não é um cirurgião plástico e de que esse trabalho de reconstrução só poderá ser bem-sucedido se a deformidade em questão for suave, como uma mancha clara, uma cicatriz leve.

A explicação é que, em casos mais graves, a temperatura do corpo e a transpiração da pele vão desfazendo o trabalho, e os defeitos começam a reaparecer. Se a cliente vai a um casamento ou a um evento de longa duração, ela corre o risco de ver o trabalho desfeito antes do fim da festa.

Mais uma vez, neste caso, o desafio do maquiador é a pesquisa de materiais. De um lado, os mesmos materiais usados para criar cicatrizes e cortes podem ser usados como camuflagens para manchas e cicatrizes. De outro, o maquiador deve desenvolver uma parceria com um dermatologista para combinar o uso de coberturas da pele com produtos de efeitos clareadores que tratem manchas ou sinais senis. O dermatologista pode, por exemplo, personalizar um creme para determinado cliente com a potência de tratamento à base de ácidos que ele precisa para reduzir manchas, cujo veículo tenha a cor de sua pele. Isso facilitará o trabalho do maquiador, que, muitas vezes, pode usar esse mesmo produto dermatológico como base. Essa parceria maquiador-dermatologista é fundamental para uma boa maquiagem reconstrutora.

MAQUIAGEM MORTUÁRIA

A primeira brasileira (que, aliás, era portuguesa) a ter maquiagem mortuária foi a cantora Carmen Miranda, em 1955, nos Estados Unidos, onde foi embalsamada, vestida e maquiada para ser sepultada no Brasil.

A maquiagem mortuária nos Estados Unidos já estava consolidada desde aquela época. Lá, os rituais fúnebres são mais longos do que os brasileiros, e a conservação do corpo e de uma boa fisionomia do morto exigiram que este segmento da maquiagem se desenvolvesse de maneira profissional.

Os maquiadores norte-americanos especializados usam técnicas de embalsamamento e de recomposição de pele em casos de acidentes. Vejamos o exemplo de Carmen Miranda, cujo corpo não pôde ser sepultado com maquiagem. Ao chegar ao Brasil, em pleno conservadorismo dos anos 1950, o corpo bem pintado, com batom e vestido vermelhos, teve que ser demaquilado por determinação do padre, que se recusava a "encomendar" aquele corpo produzido como a alma da cantora.

No Brasil, a maquiagem mortuária ainda consiste no embelezamento superficial, com base, blush, sombra clara e, no caso de mulheres, batom discreto. Esse serviço, nem sempre realizado por profissionais, já é oferecido por empresas funerárias, mas ainda não é uma prática social comum. Os "maquiadores de defuntos", como a personagem da atriz Marília Pêra, no seriado *Pé na cova*, da Rede Globo, são convocados para casos simples, em que o uso da maquiagem visa apenas a disfarçar a cor macerada pelo estado de morbidez do corpo.

MAQUIAGEM DE EFEITOS ESPECIAIS

A maquiagem de efeitos especiais requer do maquiador quase uma espécie de pós-graduação depois da formação profissional. A indústria cosmética vem se desenvolvendo cada vez mais nesta área, e o profissional deve acompanhar os novos produtos que criam todos os tipos de efeitos. Fora isso, haja talento para construir personagens tão fantásticos, e habilidades em desenho e pintura podem ajudar muito. Nada como praticar sempre para aprender com a experiência, já que a maquiagem, como toda arte, exige do artista muito treino. Como um pianista, que, para se apresentar em um concerto, leva uma vida de estudos diários, o maquiador também deve se exercitar.

A trajetória da maquiadora Irma Verdugal, de 40 anos, diretora do ateliê que leva seu nome em Nilópolis, na Baixada Fluminense, por exemplo, vem de um treino inusitado, antes de ela se tornar uma referência em efeitos especiais na TV e no cinema. Ainda menor de idade, aos 16 anos, Irma Verdugal concluía o curso Técnico de Enfermagem e arranjava um emprego no Instituto Médico-Legal (IML) de Nova Iguaçu, como auxiliar do então legista Salles Vilardo. Não é um currículo convencional, apesar de bem-sucedido, mas vale ressaltá-lo pelo inusitado que envolve uma especialização em efeitos especiais.

Pode parecer estranho uma menina se habilitar a acompanhar necropsias e reconstituição de corpos e ver diariamente fotos para perícias dos mais violentos tipos de mortes. No entanto, foi o que Irma Verdugal fez durante quatro anos de sua vida: viu corpos mutilados de pessoas atropeladas, vítimas de assassinatos de todos os tipos, mulheres que provocavam abortos, corpos de crianças espancadas e estupradas, de mulheres vítimas de violência doméstica.

– Eu via as fotos, fazia anotações, ajudava nas necropsias e ajudava a reconstituir os corpos para o enterro, recuperava e maquiava os rostos. Eram casos terríveis de violência, mas, não sei como, eu não me abalava muito, porque, para mim, estavam mortos, não havia mais sofrimento – conta Irma[11].

Quando Irma se transferiu do IML de Nova Iguaçu para os hospitais, aprendeu que, quando alguém leva um soco e continua vivo, terá várias etapas de expressão no corpo: primeiro este fica vermelho, depois aumenta de volume com hematomas, vai ficando roxo e, em seguida, alterando esses tons dos mais escuros para os amarelados. Irma queria um trabalho mais leve e percebeu que a maquiagem seria um caminho para lidar com esse aprendizado, mas de uma forma fictícia, sem sofrimento real.

Com esse currículo inusitado, Irma Verdugal foi uma das selecionadas para compor a parte brasileira da equipe de caracterização do filme *Xangô de Baker Street*, de Jô Soares, que apresentava séries de assassinatos a serem desvendados por um fictício Sherlock Holmes.

– Os personagens do filme iam para o IML para investigações. Eu sabia fazer todas as suas colorações, porque tinha quatro anos de IML. Foi muito gostoso. Eu sabia a coloração do dedo do pé, a textura da pele. Mas aprendi muito, porque a equipe americana era fantástica, e muitos tinham trabalhado nos efeitos especiais do filme Tubarão.

O caminho dos efeitos especiais não se abriu assim tão facilmente como pode parecer. Irma trabalhou muitos anos com Guilherme Pereira até assinar as caracterizações e os efeitos especiais do extinto jornalístico *Linha Direta*, que apresentava reconstituição de crimes de impacto com personagens por ela caracterizados. No teatro, caracterizou personagens bem malvados, entre eles a Megera Domada, com Marisa Orth, enquanto investia na diversificação. Fez caracterizações para o mercado editorial, entre elas as das fotos do livro *Primeiros socorros: como agir em situações de emergência*, do Senac Nacional, para o qual fez vísceras expostas, queimaduras, dedos perfurados por anzol etc.

Irma agora dá cursos e escreve manuais sobre efeitos especiais para maquiadores e para profissionais da tanatologia, que precisam reconstituir corpos muito decompostos.

O mercado de caracterizações também se mistura ao das festas infantis e das festas temáticas, entre elas as de Halloween, com produções de fantasias e campeonatos:

– Ganhei uma vez com a caracterização de um queimado. Até queimei as roupas dele. As pessoas chegavam perto dele e sentiam o cheiro de queimado. Foi um sucesso – conta Irma Verdugal.

Nas fotos a seguir, você pode conferir o talento de Irma com duas produções feitas especialmente para este livro. A primeira simula a amputação de um dedo, e a segunda apresenta ferimentos decorrentes de um acidente de carro.

Simulação de amputação

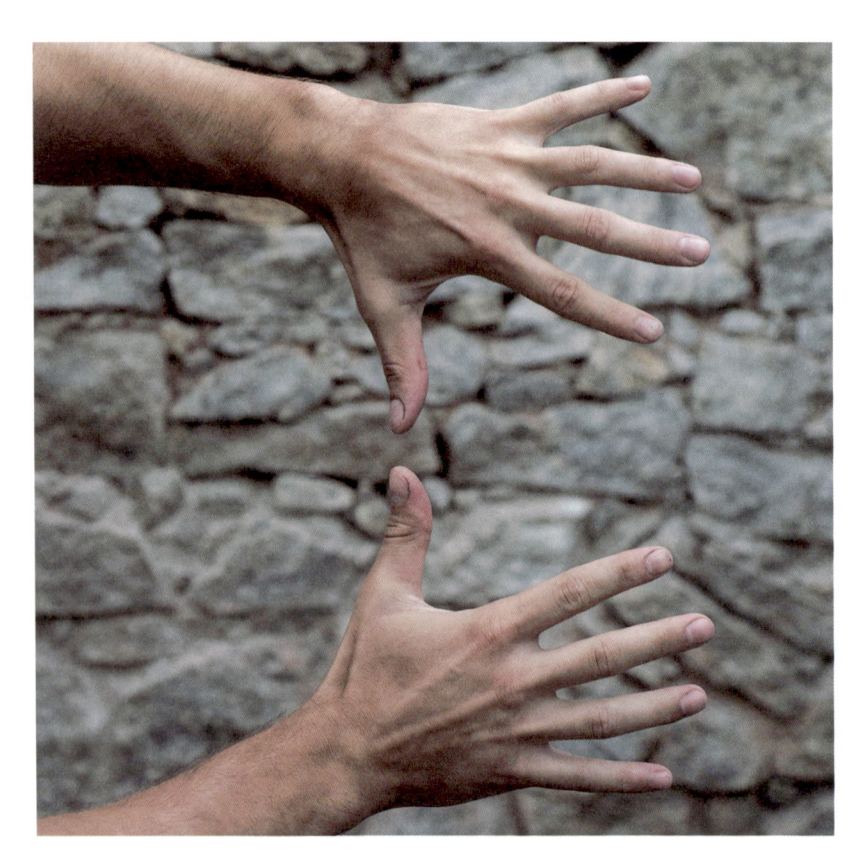

Mãos perfeitas antes da maquiagem.

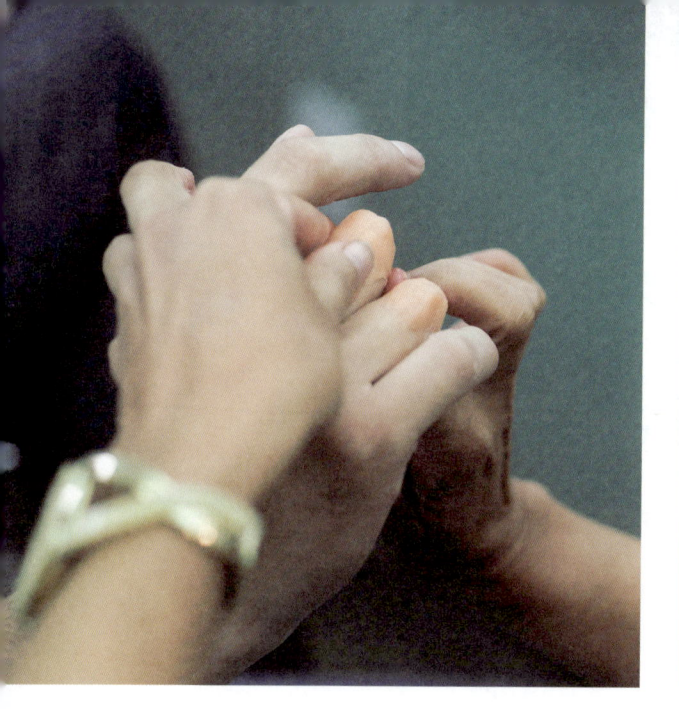

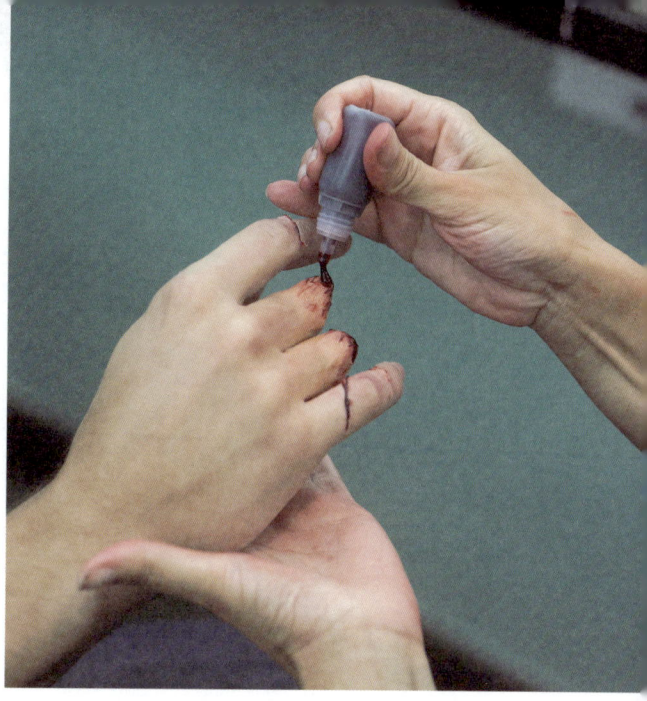

Para o efeito do dedo decapitado, dobrar o dedo para trás e colocar a massa moldável para simular o corte.

Aplicar o sangue artificial.

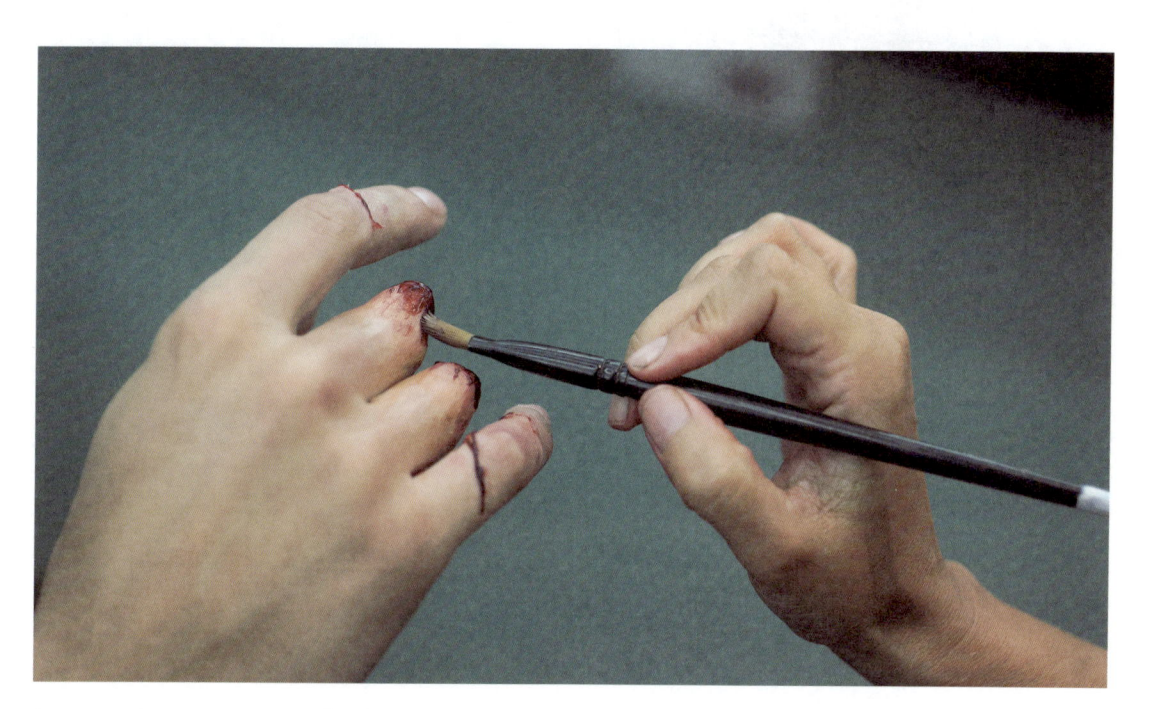

Fazer o acabamento com um pincel.

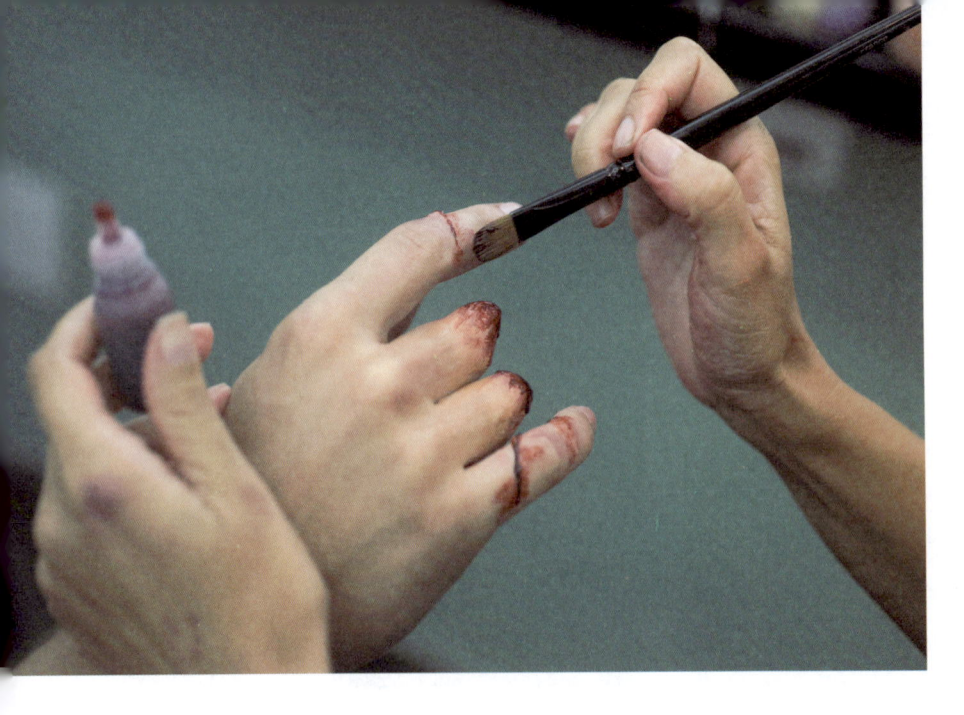

As cores de hematomas dão realismo, pois onde há decapitação há também hemorragia, provocando roxos, vermelhos e partes pretas.

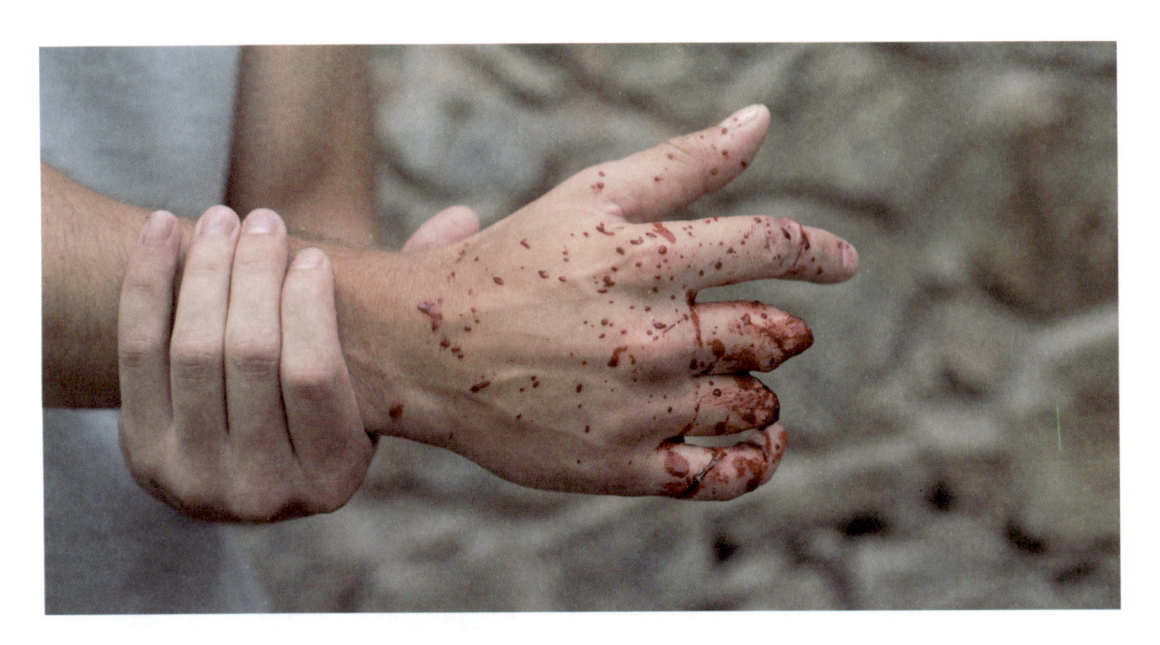

Efeito de sangue espirrado para dar o acabamento.

166

Simulação de acidente de carro

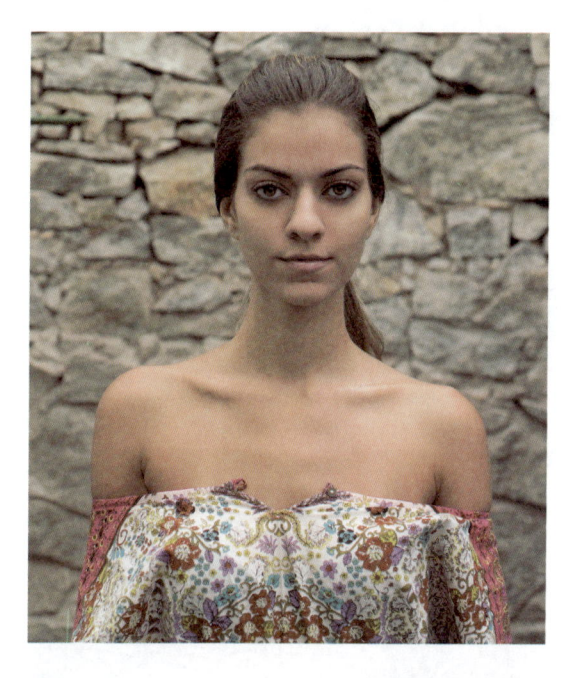

Rosto antes da maquiagem.

Acima da clavícula, uma massa moldável.

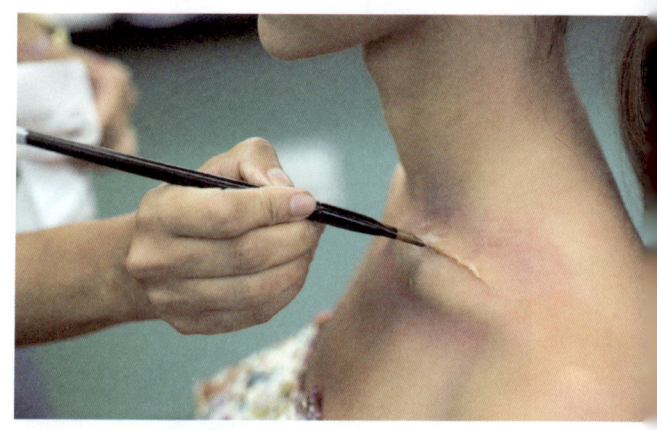

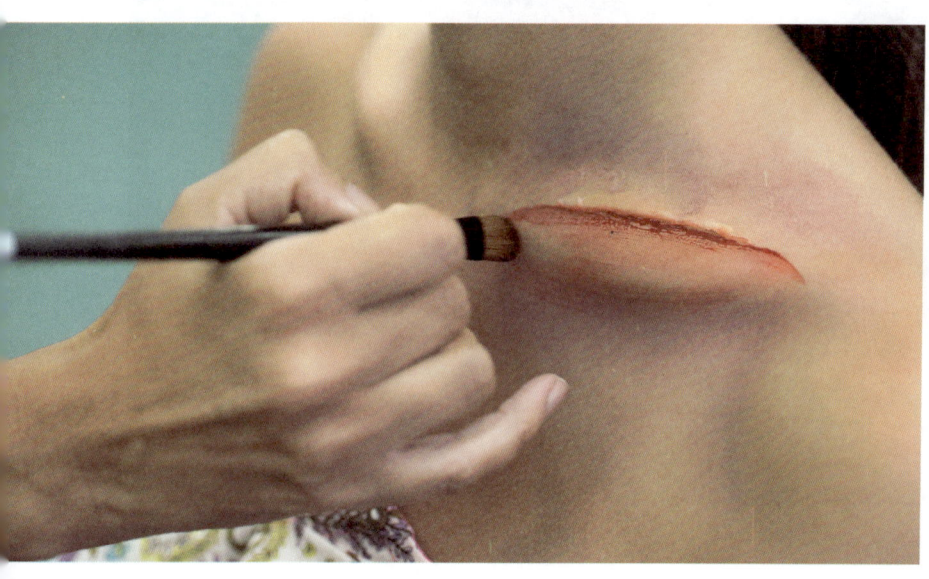

Em seguida, o corte é pintado com sangue artificial.

167

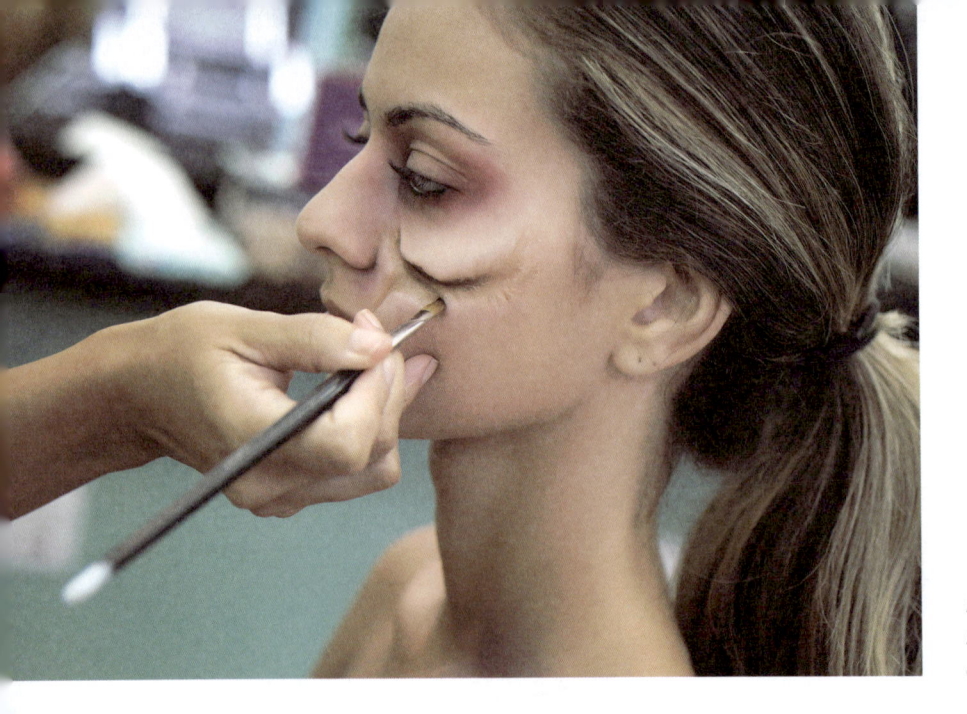

No rosto, um trabalho de luz e sombra para dar efeito de profundidade.

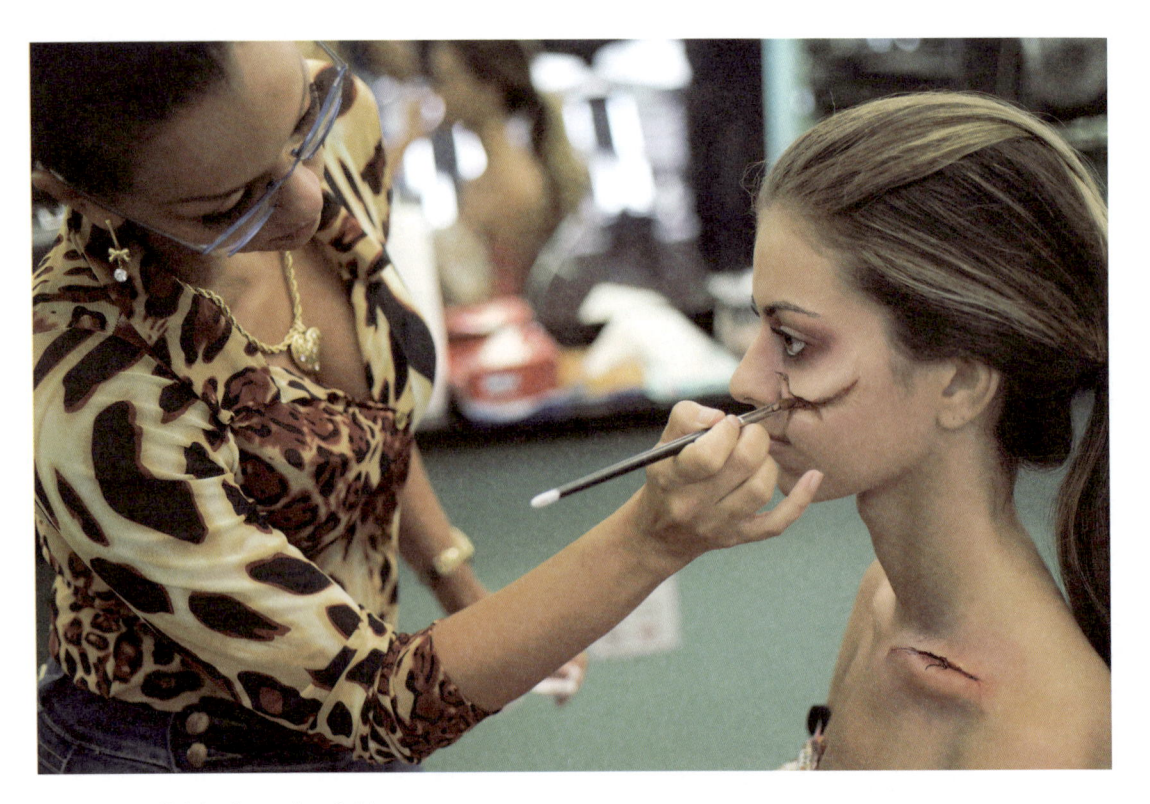

O sangue artificial cobre toda a ferida.

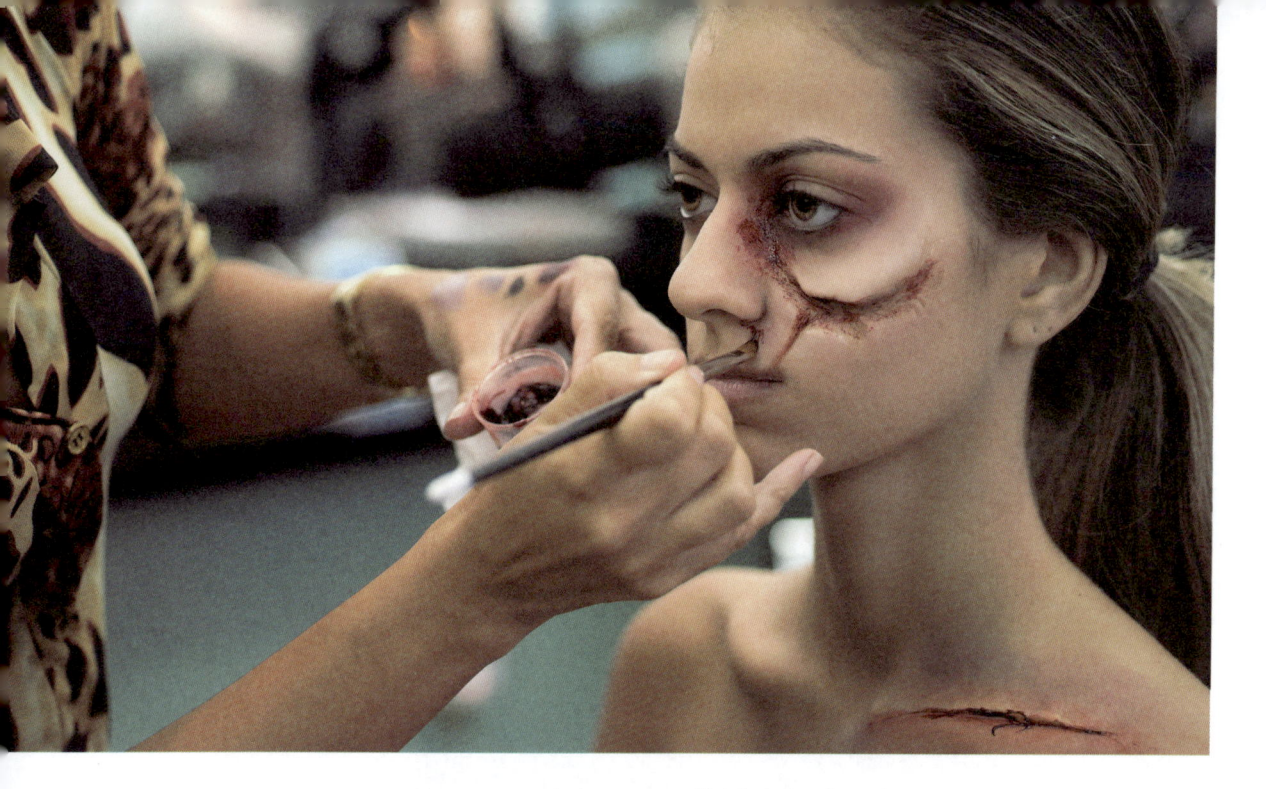

Um pouco mais de sangue artificial abaixo do nariz.

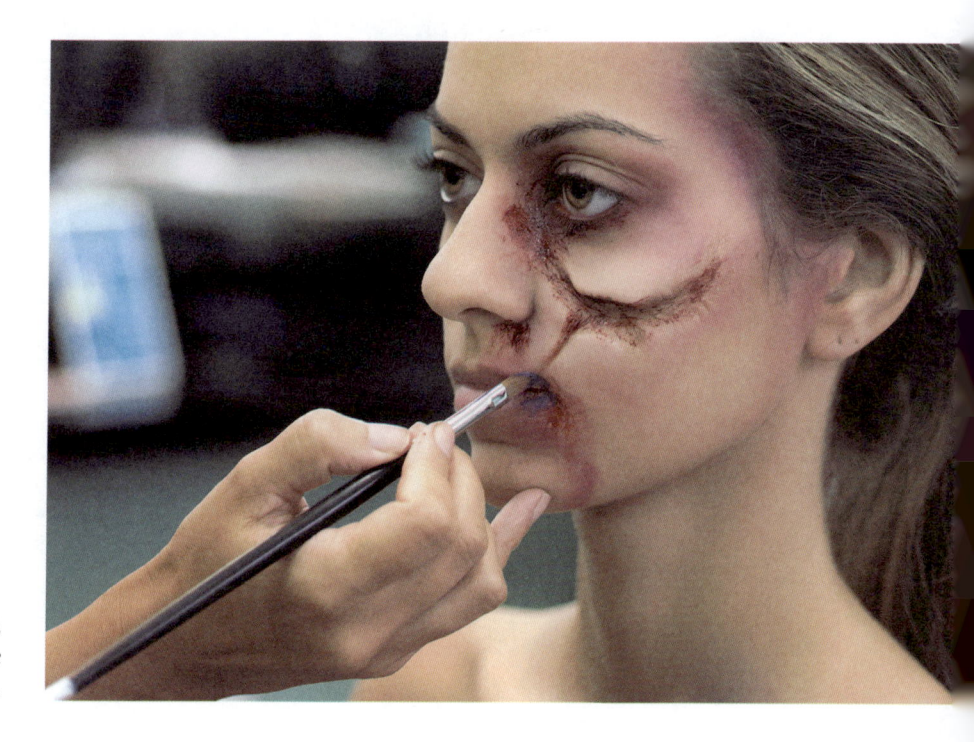

No canto da boca, tonalidades de roxo-escuro.

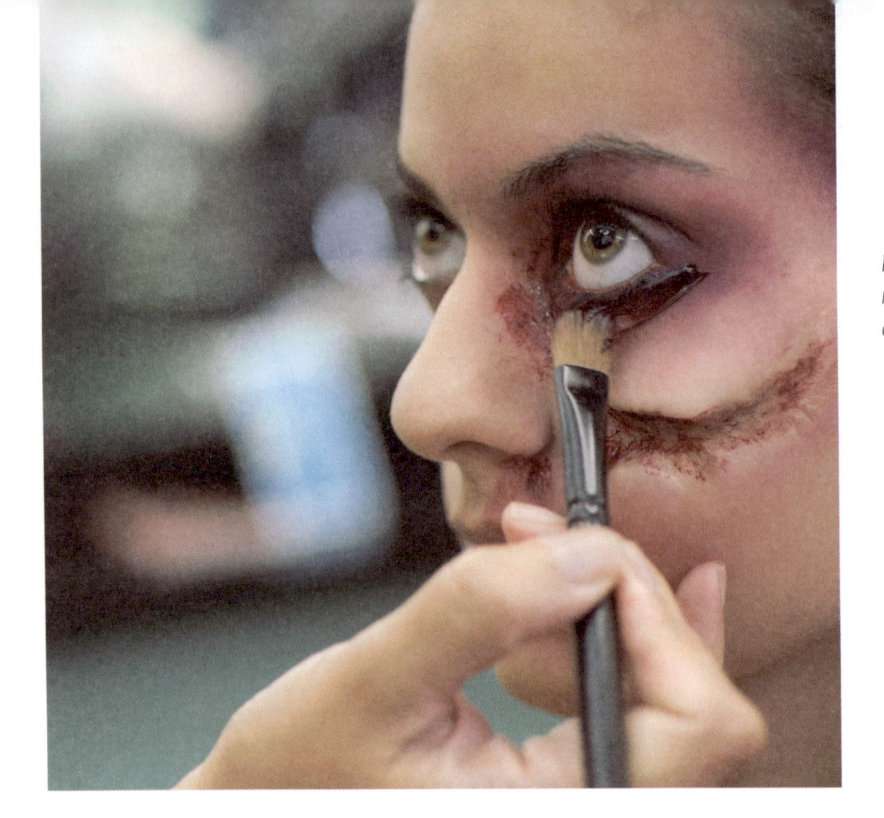

Detalhe dos olhos, que receberam também um colírio de efeitos especiais.

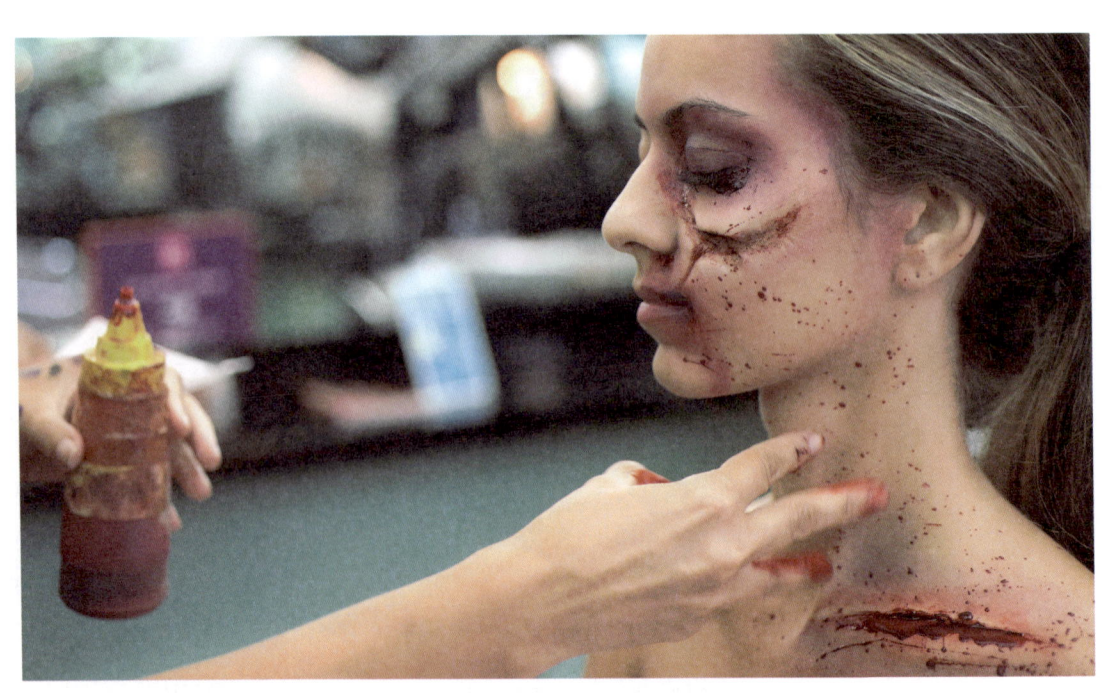

O sangue artificial salpicado, no fim, completa o trabalho.

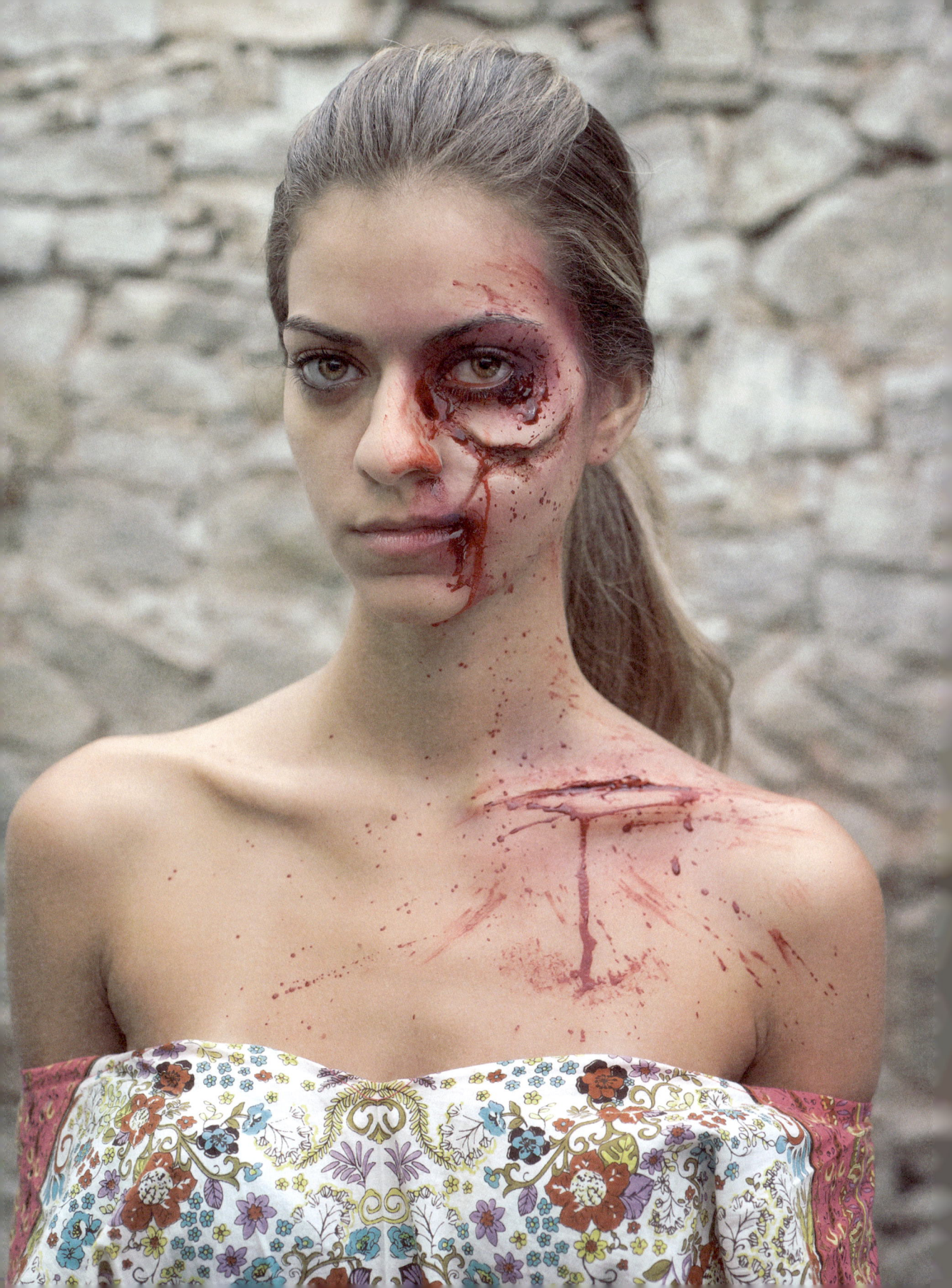

Hoje, Irma Verdugal também trabalha com maquiagem social. Tirou o primeiro lugar em maquiagem social na edição de 2013 da Hair Brazil, em São Paulo, a maior feira de cosméticos do país. O prêmio também lhe rendeu uma ponte Rio-Miami-Rio para workshops e atualizações. Sua ideia é sempre a diversificação. É essa a filosofia de seu ateliê, uma empresa familiar, administrada pela, irmã Carla Verdugal, e que já revela um novo talento da maquiagem, sua filha Juliana Verdugal.

MAQUIAGEM SOCIAL

Os salões de beleza são o lado mais estável do mercado de trabalho do maquiador. Quem não pretende se aventurar pelo cinema, teatro, TV, moda ou pela publicidade, pode se estabelecer com segurança em um salão de beleza. Lá, há sempre trabalho para o bom maquiador. Noivas, madrinhas, formandas estão sempre em busca de um local onde possam encontrar todos os profissionais da beleza: manicures, cabeleireiros, depiladores e maquiadores. Isso facilita a vida de quem se prepara para uma festa ou mesmo para um dia especial.

Para Jane Silva, maquiadora e instrutora do Senac em Pernambuco, a maquiagem benfeita revela e potencializa o que temos de melhor, tornando-nos mais confiantes, mais felizes e mais capazes de enxergar a beleza da vida. Formada em Psicologia, Jane tem a convicção de que a maquiagem social pode estimular o bem-estar e a segurança. Paulista, ela fez o caminho inverso da migração convencional e trocou o dito Sul Maravilha por novas perspectivas no Nordeste do país. Fixada em Pernambuco, ela divide seu tempo entre as aulas no Senac e o atendimento para maquiagem social, seja em seu próprio salão ou em domicílio.

– *Tento transmitir a arte da maquiagem com o mesmo entusiasmo com o qual meu grande mestre me contagiou quando me maquiou e me fez reconhecer quem eu realmente era, à frente de um espelho. Sou plena-*

mente feliz no meu ofício e procuro, com a maquiagem, elevar a auto-estima de todas as mulheres que tenho o prazer de maquiar. Daquele dia em diante, percebi que tinha uma missão: fazer com que todas as mulheres sintam a emoção que eu senti ao me ver naquele espelho – conta Jane[12].

Jane Silva comenta que muitas mudanças positivas aconteceram no mercado de trabalho do Nordeste. Segundo ela, pesquisas apontam o Nordeste como a bola da vez, em virtude do crescimento de sua economia, maior do que a média do restante do país. As pesquisas mostram que a região responde por mais de 30% do consumo de cosméticos no Brasil e tem grande potencial de expansão.

Do Sul do Brasil, o maquiador Emerson Gonçalves também vê o mercado para a maquiagem social crescer. Artista plástico autodidata desde adolescente, ele hoje vive da maquiagem e não pensa em mudar desde que trocou as telas pelos rostos humanos.

– O meu encontro com o mundo da beleza deu tão certo que hoje não me denomino mais um artista plástico, e sim um maquiador profissional. O mercado de trabalho no Paraná está em grande ascensão, as redes sociais fazem com que nossas clientes estejam atentas e informadas do que é moda e dos lançamentos de novos cosméticos – revela Emerson[13].

Segundo Emerson Gonçalves, a mulher curitibana é uma cliente muito vaidosa e exigente, o que motiva os profissionais a uma constante reciclagem. Emerson tornou-se também professor e, em seus cursos, ensina que quem faz o bom maquiador é ele próprio, dedicando-se, praticando muito e buscando sempre o melhor. Para Emerson, o mercado sempre abre suas portas para esses profissionais.

Dudu Castro, que optou por fazer sua carreira de maquiador nos grandes salões de beleza do Rio, conseguiu, com isso, abrir portas com a ajuda de clientes famosas para trabalhos em teatro, jornais e revistas.

Ele também consolidou uma característica típica do mercado brasileiro: é cabeleireiro, responsabilizando-se por cortes e penteados. O talento duplo ajuda na assinatura de editoriais de moda e beleza e maquiagens sociais. Por toda a sua trajetória, Dudu considera gratificante o mercado de trabalho para os maquiadores, mas destaca a importância de uma boa formação para a conquista de um espaço no mundo da beleza.

– Com um bom curso, estágios com grandes nomes da maquiagem, o profissional que tem talento e gosta da profissão consegue se estabelecer muito bem. Eu fiz muitos workshops com Vavá Torres, o darling do cinema. Hoje sou requisitado para além da maquiagem social, para espetáculos de dança, fotos para jornais e revistas. Mas é preciso estudar sempre, acompanhar as tendências e relaxar, porque a maquiagem está em alta e veio para ficar – comenta Dudu Castro[14].

RECOMENDAÇÕES E CUIDADOS PROFISSIONAIS

Cada maquiador tem seu estilo e suas recomendações para os jovens profissionais.

CULTURA • Os maquiadores concordam: a profissão exige estudo e pesquisa para ampliar a bagagem cultural. Como hoje se exige em todos os campos, o maquiador deve ter versatilidade e cultura geral. Para Cleber de Oliveira, o principal é estudar, estudar e estudar. Ele afirma que, se você realmente quer ser um maquiador, tente ser o melhor. Estude os rostos, as musculaturas, as ossaturas de todos a sua volta. Busque referências. Isso lhe dará um superdiferencial no mercado de trabalho.

PERSISTÊNCIA • Para Cleber de Oliveira, persistência também é fundamental. Nenhuma trajetória é tão simples que não tenha seus atropelos nem tão árdua que não se possa resistir um pouco mais. O importante é acreditar em você, em seu trabalho, em sua arte, e seguir em frente. Mas atenção! Não basta só acreditar. Tem que correr atrás. E, se gosta mesmo do que faz, alguns esforços podem ser encarados como grandes vitórias e grandes alegrias.

PROPAGANDA • Para Jane Silva, a recomendação número um é divulgar o trabalho, espalhando o que você faz para todo mundo. Registre, fotografe "o antes e o depois" de seus trabalhos para criar um portfólio inicial; divulgue nas redes sociais e não esqueça de ter a autorização de imagem por escrito dessas pessoas.

ATITUDE • Comprometimento com horários, discrição e postura fazem a diferença. O cliente deseja uma orientação segura, e o maquiador deve transmitir essa segurança. E atenção: atitude positiva não é sinônimo de arrogância nem de vaidade exagerada.

DISCRIÇÃO • O silêncio é bom companheiro do maquiador. O pioneiro maquiador Guilherme Pereira dizia sempre que a elegância do maquiador estaria em sua discrição. Ele deve ter bom relacionamento interpessoal para lidar com os clientes, e, principalmente, a capacidade de esquecer tudo o que vê e ouve na cadeira de maquiagem.

RESPEITO • O maquiador deve respeitar as preferências do cliente, que podem não ser as suas próprias. Ele pode sugerir, mas sua missão é fazer a pessoa se sentir a mais bela do mundo. Ela pode estar linda, mas, se não estiver se sentindo assim no fim da maquiagem, o profissional deve ter a humildade de desfazer tudo e começar de novo. O maquiador deve levar em conta a personalidade do cliente para que ele se sinta bem com sua imagem.

OUVIDOS E OLHOS ATENTOS • Carla Barraqui adverte que o maquiador precisa ouvir bem e compreender os desejos da cliente. Para tanto, a primeira etapa da maquiagem é uma pequena entrevista: o profissional pergunta a que tipo de evento ela vai, que roupa e acessórios vai usar, incluindo cores e texturas. Nessa entrevista, o maquiador já começará a avaliar a geometria do rosto, os formatos de olhos, boca, nariz, queixo e sobrancelha, para definir o que poderá ou não sugerir.

INVESTIMENTO • Ter talento não basta para se tornar um bom maquiador. Os requisitos são vários. É necessário aprender técnicas de maquiagem, atualizar-se constantemente e também conhecer o mercado. O bom maquiador deve investir em material de trabalho de qualidade e na própria formação, comprando revistas de moda e publicações de referência para ampliar sua visão de mundo. É importante por isso se atualizar sempre. Quando possível, participar de congressos, viajar para workshops, participar de concursos. Os que dão prêmios são extremamente vantajosos para o aperfeiçoamento do profissional.

INFORMAÇÃO • A internet é outra grande fonte de informação que não pode ser desprezada. Hoje, há uma infinidade de sites e blogs com conteúdos específicos sobre maquiagem. E há também outras informações que podem ser úteis ao maquiador. Dudu Castro recomenda que o maquiador acompanhe todos os desfiles de moda do Brasil e do mundo, especialmente os de Paris e de Milão, que ditam a tendência da moda, dos cabelos e da maquiagem.

APRESENTAÇÃO PESSOAL • O cuidado com a apresentação pessoal é muito importante. Em momentos passados, os maquiadores usavam uniformes, pretos ou brancos. Com a grande quantidade de profissionais que atualmente não trabalha em salões, o vestuário mudou e se diversificou. O maquiador pode usar roupas estampadas ou unhas coloridas e ser bem aceito. Um estilo mais moderno pode ser levado para o ambiente de trabalho.

BOM HUMOR • Manter um clima agradável no atendimento aos clientes e nos relacionamentos no ambiente de trabalho é fundamental.

INTEGRIDADE • O mercado avalia o profissional por inteiro: técnica, talento, preço, equilíbrio emocional, ética profissional, cultura, educação e temperamento sociável. Além da boa conversa com o cliente. Tudo isso faz parte da formação do maquiador. É preciso ter humildade – sem confundir humildade com submissão –, respeitar os colegas, tanto os bem-sucedidos quanto os iniciantes, estar aberto para aceitar sugestões.

ACOLHIMENTO • Jane Silva recomenda que o maquiador trate os clientes sempre pelo nome, para mostrar consideração e acolhimento. Ele deve saber a história de cada um; se necessário, fazer uma ficha com detalhes, com perguntas discretas para não confundir uma cliente que acaba de se divorciar com uma recém-casada. Mostre aos clientes que você se lembra deles e os conhece bem.

LITERATURA: BIOGRAFIAS E MAQUIADORES AUTORES

Apresentaremos aqui pequenas resenhas de publicações de maquiadores que também se tornaram autores de livros de arte ou didáticos, biografias de pioneiros da maquiagem como Max Factor ou Helena Rubinstein e obras importantes para a formação do profissional de maquiagem.

MAX FACTOR, O HOMEM QUE MUDOU AS FACES DO MUNDO

Autor: Fred E. Basten
Editora: Matrix, São Paulo, 2012

A biografia de Max Factor é leitura quase obrigatória de tão deliciosa que é a aventura desse genial polonês nascido em Lodz, em 1877. Depois de se esconder com a família durante dias numa floresta gelada na Rússia, conseguiu fugir da tirania dos czares que o escravizavam como maquiador da nobreza e se estabelecer nos Estados Unidos, em 1904. Aos poucos, Max Factor construiu um império de produtos cosméticos.

A vida de Max Factor conta por si a história da maquiagem, desde sua fama inicial pejorativa, pois era usada apenas por atores de teatro, prostitutas e boêmios que levavam a vida em grandes noitadas, até se tornar coadjuvante indispensável nas grandes produções de Hollywood e objeto de desejo de todas as mulheres do mundo.

O sucesso de Max Factor veio de braços dados com o do cinema americano, recheado de episódios bizarros e hilariantes. Órfão precoce, Max Factor trabalhava desde os nove anos de idade com perucas e cosméticos, além de cremes e máscaras para teatro. Ao inaugurar sua primeira loja em Los Angeles, em 1909, foi oferecer, com a cara e a coragem, seus cabelos, bigodes postiços, tranças e cavanhaques para seu futuro melhor amigo, o diretor Cecil B. DeMille. Produtos recusados pelo alto preço, a solução foi alugá-los, mas, para cuidar do bom estado do material, os filhos de Max Factor, Davis, Louis e Frank, se transformaram em índios hollywoodianos, figurantes do primeiro longa-metragem de Hollywood, *The Squaw Man*, de 1914, de DeMille. Além dos gritos selvagens com o corpo pintado com os produtos do pai, aqueles índios cuidavam da integridade de todos os cabelos postiços usados no *set*.

Como nos dias de hoje, a maquiagem de Max Factor acompanhava as demandas da produção cinematográfica. Maquiagem à prova d'água, cílios postiços, batom vermelho iam revolucionando a cultura, provocando divórcios movidos por maridos indignados com o look das esposas, que imitavam as atrizes de cinema.

Vamos descobrir que a máscara para cílios, tal como a conhecemos hoje, foi criada por Max Factor apenas para realçar os cílios já belíssimos de Greta Garbo, em *Laranjais em flor* (Torrente, 1926). Ela não precisaria jamais de cílios postiços, apenas um retoque leve!

Max Factor cuidava pessoalmente de tudo, da maquiagem de cena e da produção cosmética de sua fábrica, a caminho de uma estrutura bilionária que festejou 100 anos em 2009. Max Factor criou os cabelos platinados, os looks de Katharine Hepburn, Rita Hayworth, Elizabeth Taylor, Bette Davis e as perucas de Marlene Dietrich, rompendo tabus, democratizando o uso dos produtos de maquiagem para todas as mulheres do mundo.

A empresa evoluiu a partir das exigências técnicas do cinema. O filme colorido, por exemplo, exigia lâmpadas melhores, porém quentíssimas, que derretiam os pancakes. Vêm daí as bases mais leves para suportar o calor das lâmpadas, os pós para eliminar suor e brilho da pele. Ele criou e patenteou o pancake e o paint stick para o cinema e a TV, imediatamente adotado por todo o Ocidente. Exatamente como hoje, quando a tecnologia HD exige uma revolução cosmética e estética em direção de uma naturalidade, para que todos fiquem bem no filme do século XXI.

 Max Factor morreu em 1938 e não chegou a ver seu império despencar e renascer das cinzas depois da Segunda Guerra. Hoje a empresa se diluiu em *holdings* de cosméticos e beleza e, desde os anos 1990, batiza linhas de produtos populares. Mas o Museu Max Factor, criado em 1984 onde era sua sede, permanece imponente, com visitas guiadas, em Los Angeles, rendendo homenagens ao homem que criou para seus produtos o termo make-up (da expressão em inglês "to make up one's face", ou seja, inventar, construir o rosto de alguém).

MINHA VIDA DEDICADA À BELEZA

Autor: Helena Rubinstein
Editora: Bloch Editores, Rio de Janeiro, 1967

Outra aventureira da Polônia que consolidou um império da indústria de beleza, Helena Rubinstein nasceu em 1870, a primeira dos oito filhos de uma abastada família da Cracóvia. Adolescente, o pai severo a retirou de seu primeiro baile e, para cortar as asinhas da rebelde, decidiu casá-la à força. Helena decidiu fugir do casamento, emigrando aos 18 anos para viver com um tio e uma prima em Melbourne, na Austrália. Estudiosa de cremes e pomadas, inaugurou, em 1902, em Melbourne, o primeiro salão de beleza do mundo. Dali vieram filiais em Londres (1908), Paris (1912) e Nova York (1914), um itinerário que batizou o roteiro chique de viagens pelo mundo como o "circuito Helena Rubinstein" e significava a passagem pelas principais capitais da Europa, além de Nova York. Em 1917, em plena Primeira Guerra, Helena era apontada como a mulher mais rica do mundo. Foi a representante da poderosa indústria cosmética americana, uma espécie de "embaixatriz" da beleza para o mundo inteiro.

O charme desse livro é ele ser escrito na primeira pessoa e contar o cotidiano dessa mulher com o *jet set* internacional, suas viagens ao redor do mundo, seus amigos, como o escritor William Faulkner, o pintor Henri Matisse, a estilista Coco Chanel. Ela conta como conheceu e se casou com Artchil em 1938, os 20 anos de casamento e o baque com sua morte súbita de infarto em 1958, seguida pela morte do filho Horace, também vítima de infarto no ano seguinte. Vem à luta para valorizar o lado positivo da vida, o que ela ressalta ao longo de todo o livro, até a morte em 1965.

Outra parte bem curiosa é um arsenal de receitas de beleza, que vão desde ginástica diária e boa alimentação, incluindo receitas de refeições, aos cuidados com a pele, mãos, unhas, cabelos, tipos de maquiagem, horas de sono, um passo a passo completo do caminho à beleza. Ainda que essa estrada pertença ao século passado, a "professora" Helena Rubinstein é imortal, e hoje sua marca pertence à multinacional L'Oréal.

VISAGISMO INTEGRADO: IDENTIDADE, ESTILO E BELEZA

Autor: Philip Hallawell
Editora: Editora Senac São Paulo, São Paulo, 2010

Este livro do artista plástico Philip Hallawell pode ajudar muito os maquiadores que almejam um conhecimento mais aprofundado de como integrar maquiagem, cabelos e estilo pessoal. Autor também do livro *Visagismo: harmonia e estética* (2003), Philip ensina o que o maquiador deve fazer para atender à questão fundamental que definirá sua relação com o cliente: o que o cliente deseja expressar pela sua imagem?

É este o caminho que o maquiador deve trilhar. Que tipo de mulher a cliente quer ser? Ousada, revolucionária, *punk rock*, doce, fatal? Os cabelos, o make-up, as cores devem responder a essa pergunta, expressar essa mensagem sutil. Tudo isso, evidentemente, enquadrado pelas limitações impostas pelos tons de pele e as cores adequadas a cada um, os formatos de rosto e os cabelos mais indicados para ressaltar o desejo dos clientes.

O autor chega a dar um passeio por classificações psicológicas de personalidades para sugerir, por exemplo, que pessoas do tipo "sanguíneas", ou seja, energéticas e impulsivas, não harmonizam com uma estética angelical. Mais ainda, apresenta a harmonização das cores com os tons e subtons de pele, exatamente como explica neste livro a consultora de imagens Rachel Jordan. Ele faz recomendações de cores para cada tom de pele negra (são muitos) e apresenta fotos imperdíveis de mágicos "antes e depois" de seu visagismo integrado.

MAQUIAGEM

Autor: Duda Molinos
Editora: Editora Senac São Paulo, São Paulo, 2000

O livro de Duda Molinos é indicado tanto para leigos quanto para profissionais. Destaca-se pelo bom humor, pela clareza e simplicidade de suas recomendações. Nele encontramos as histórias pessoais do autor, desde o começo de sua carreira, quando "treinava", prática e intuitivamente, numa recepcionista de seu trabalho, até a estreia nas passarelas de moda de São Paulo, onde assinou também a coordenação de beleza de estilistas internacionais como Vivianne Westwood, Paco Rabanne, Pierre Cardin, Christian Lacroix e Christian Dior. E suas duas lições principais: menos é sempre melhor que mais, e desconfie das regras.

Duda Molinos conta no livro como podemos transgredir regras clássicas da maquiagem sem perder a beleza e a harmonia. Para as que vão se maquiar sozinhas, ele sugere respeito ao próprio estilo: mostre do lado de fora o que há do lado de dentro. Isso significa que uma mulher lutadora e independente não precisa se aprisionar num "look fadinha" no dia de seu casamento e vice-versa.

Seus ensinamentos teóricos e o passo a passo de alguns looks são também referência obrigatória para os profissionais. Além de fotos impressionantes de antes e depois, Duda Molinos apresenta algumas propostas de make-up que refletem maneiras de ser e de ver a vida. Com um mesmo rosto, mostra diferentes estilos. É impressionante o poder da maquiagem. Fora isso, com divas e admiradoras belíssimas, como a modelo Claudia Liz e a atriz Ana Paula Arósio, Duda Molinos apresenta ao leitor looks deslumbrantes de celebridades.

O livro apresenta, também, uma breve trajetória estética e cultural do século XX por meio da maquiagem, década por década: desde o cinema mudo alemão dos anos 1920 às divas de Hollywood dos anos 1940; do "quanto mais fake melhor" dos anos 1950 às vanguardas femininas dos anos 1970 e 1980 e aos looks high tech dos anos 1990 e 2000. Há ainda conselhos em profusão, todos com o tom de bom humor do artista: "Ao preparar o look de uma modelo, você não está lidando com o ego de uma mulher, mas no mínimo com o de 70 mil mulheres para quem em tese aquele look foi pensado" (MOLINOS, 2000).

MARCELO HICHO POR INTEIRO – TRAJETÓRIA E DICAS DO ARTISTA DA BELEZA

Autor: Marcelo Hicho
Editora: Hama Editora, Rio de Janeiro, 2013

Além dos looks de celebridades e socialites brasileiras, o livro de Marcelo Hicho tem como mérito sua dedicação especial às noivas de todos os tipos. O que o diferencia essencialmente das demais publicações é o fato de ser um livro de quase 60 páginas com makes exclusivos para noivas. O leitor poderá admirar, avaliar e estudar como fazer noivas de todas as tendências possíveis, e nisso Marcelo Hicho é especialista.

Este livro traz também o passo a passo da maquiagem e diferentes combinações de cores. É leitura fundamental para os maquiadores que se dedicam a esse mercado tão amplo e eclético. Não por acaso, a maquiadora Carla Barraqui, especializada em noivas e maquiagem social, considera Marcelo Hicho sua fonte maior de inspiração profissional. Afinal, ele foi um de seus mestres e grande responsável por sua opção de especializar-se na maquiagem para noivas.

Argentino de Rosário radicado no Rio de Janeiro, Marcelo Hicho logo estreou na Rede Globo como maquiador da antiga equipe de moda comandada pela jornalista Regina Martelli e consolidou uma carreira requisitada de maquiador nos editoriais de moda de todo o país. Hicho diz que não pensava em trabalhar com noivas, embora tenha passado a infância entre os vestidos de noiva e de festas do ateliê de moda de sua mãe. O adolescente perdeu os pais cedo e arranjou seu primeiro emprego numa agência de modelos. Foi observando as modelos se maquiarem que ele "construiu" seu aprendizado inicial. Hoje, Marcelo é um dos mais consagrados profissionais de maquiagem de noivas do Brasil.

MAQUIAGEM

Autor: Marcos Costa
Editora: Luste Editores, São Paulo, 2013

Esse livro, do goiano radicado em São Paulo, é mesmo um livro de arte, com belíssimas fotos de página inteira em papel luxuoso. Para além dos looks maravilhosos criados para o livro, as imagens proporcionam um mergulho pelo mundo das cores, segundo o próprio autor. Marcos Costa convida os leitores a fazer uma viagem por imagens abstratas, concretas, brilhantes, foscas, universos de luz e de cor, com pequenas reflexões providenciais sobre a beleza, antes de entrar no passo a passo.

No livro, Marcos Costa, maquiador oficial da marca Natura, nos ensina sobre a importância de relativizar os conceitos da maquiagem básica e aconselha todos a deixar as regrinhas de lado para usar o que quiser, quando e onde estiver com vontade. E prova que essa liberdade é possível, com seus looks criados para mulheres de 15 a 80 anos.

Mais que didático, um livro de arte, no qual o leitor pode se deixar levar por sensações e percepções diante de misturas de cores, combinações hiper-realistas e fantásticas que fazem sonhar com o quanto é possível criar neste mundo das cores, das luzes, dos brilhos. É um mergulho num mundo sensório-visual. Mas Marcos Costa não deixa de lado suas recomendações em sintéticos passo a passo e conselhos profissionais. A maioria de suas páginas, porém, abre espaço para sua viagem visual. E, apesar do apoio da marca Natura, outra gigante brasileira, o livro é comercializado em livrarias.

O BOTICÁRIO MAQUIAGEM

Autor: Fernando Torquatto
Editora: Posigraf, Curitiba, 2011

A marca brasileira de cosméticos que dá título a esse livro contratou o maquiador e fotógrafo Fernando Torquatto como consultor oficial e editou esse livro vendido apenas em suas lojas. Seu valor está nas orientações sobre olhos, lábios, maçãs do rosto, contornos, uso de tons mates, dourados e bronzes, looks caseiros para a noite e até mesmo para a praia.

Quem assina é um profissional que, de tantos editoriais de moda com modelos e atrizes famosas, se tornou ele próprio uma celebridade, personagem do noticiário de jornais e revistas. Esse reconhecimento o levou a comandar um programa de beleza para o canal de assinatura GNT. Além do livro, Fernando Torquatto tem um site e um blog com seu nome, nos quais podemos acompanhar seus tutoriais.

Vale a pena conhecer os segredos de beleza de Torquatto e suas recomendações num passo a passo que mostra como cada maquiador pode ter seu estilo e estética singulares. Outro aspecto muito importante do livro é que ele rompe a barreira de preconceitos contra os produtos de beleza nacionais. Muitos maquiadores precisam testar as marcas brasileiras para conferir sua qualidade, como, no caso específico de O Boticário, o batom vermelho de longa duração, entre outros produtos.

NOTAS

1 Maria Paulina Kede é doutora em dermatologia pela Universidade Federal do Rio de Janeiro (UFRJ). Considerada pela mídia especializada uma das melhores profissionais do Rio de Janeiro, publicou dois livros sobre o assunto: *Dermatologia estética* (Atheneu, 2003) e *Guia de beleza e juventude* (Editora Senac Rio de Janeiro, 2005). Concedeu entrevista à autora em dezembro de 2013.

2 Eunice Aguiar é esteticista formada pela École Technique Privée d'Esthétique-Cosmétique de L'Étoile, indicada pela Sorbonne como a melhor da França, por priorizar a saúde da pele. No Brasil, é representante de Magdeleine Mondoloni, esteticista pioneira das escolas francesas de estética. Concedeu entrevista à autora em dezembro de 2013.

3 Carla Camurati é atriz, cineasta, encenadora de espetáculos teatrais e óperas e ex-presidente da Fundação Theatro Municipal do Rio de Janeiro. Entre seus filmes, está o marco da retomada do cinema nacional, *Carlota Joaquina, a princesa do Brasil* (1995), e o primeiro filme ópera do país, *La serva padrona* (1997). Concedeu entrevista à autora em dezembro de 2013.

4 Patrícia Veiga é jornalista. Foi coordenadora de moda do Caderno Ela do jornal *O Globo* e atualmente é responsável pelo figurino do telejornalismo da Rede Globo e de suas afiliadas em todo o Brasil. É autora do livro *Moda em jornal* (Editora Senac Nacional, 2002). Concedeu entrevista à autora em dezembro de 2013.

5 Rachel Jordan é artista plástica e consultora de imagem e comportamento. Em seu ateliê, no Rio de Janeiro, orienta seus clientes quanto ao uso adequado de cores e estilo. É membro da Association of Image Consultants International (AICI). Concedeu entrevista à autora em janeiro de 2014.

6 Ronald Perega é maquiador. Atualmente coordena a equipe de maquiadores do telejornalismo da Rede Globo, no Rio de Janeiro, sendo responsável pela maquiagem de todas as produções ao vivo do jornalismo da emissora aberta e da GloboNews. Concedeu entrevista à autora em dezembro de 2013.

7   Duda Molinos é maquiador. Gaúcho radicado em São Paulo, construiu uma carreira sólida. Seu talento abriu-lhe as portas para os mercados de publicidade e moda, nos quais assinou a coordenação de beleza de desfiles de estilistas internacionais. É autor de *Maquiagem Duda Molinos* (Editora Senac São Paulo, 2001). Concedeu entrevista à autora em maio de 2014.

8   Carla Barraqui é maquiadora especializada em noivas e maquiagem social. Trocou a informática pela arte de transformar fisionomias. Atua em editoriais de beleza de revistas especializadas e comanda, com Anderson Couto, a rede de salões Majestic, no Rio de Janeiro. É responsável pelo conteúdo técnico e por toda a maquiagem social que ilustra este livro. Concedeu entrevista à autora em abril de 2014.

9   Cleber de Oliveira é maquiador. Com especialização no Joe Blasco Studio de Hollywood, nos Estados Unidos, recebeu diversos prêmios por suas caracterizações. É professor de cursos e workshops de maquiagem, em diversos estados brasileiros. Concedeu entrevista à autora em março de 2014.

10 Ulysses Rabelo é maquiador dos espetáculos do Theatro Municipal do Rio de Janeiro e dos desfiles de escolas de samba do Rio de Janeiro e de São Paulo. É professor de maquiagem do Senac Rio. Neste livro, realizou a maquiagem de caracterização que aparece nas fotos sobre o tema. Concedeu entrevista à autora em dezembro de 2013.

11 Irma Verdugal é maquiadora especialista em noivas e pioneira em efeitos especiais para cinema e TV. Como auxiliar de autópsias no Instituto Médico Legal de Nova Iguaçu adquiriu *know-how* único para caracterizações. Neste livro, realizou a maquiagem de efeitos especiais. Concedeu entrevista à autora em dezembro de 2013.

12 Jane Silva é maquiadora. Formada em psicologia pela UFPE, trocou as sessões terapêuticas pelo bem-estar alcançado pela maquiagem. É professora de maquiagem no Senac em Recife, onde comanda também sua própria escola, a Galeria de Maquiagem. Concedeu entrevista à autora em abril de 2014.

13 Emerson Gonçalves é maquiador e professor de maquiagem em Curitiba. Artista plástico formado pela Escola de Música e Belas Artes do Paraná (Embap), trocou as telas pelos rostos, quando decidiu mudar os rumos de suas criações. Concedeu entrevista à autora em março de 2014.

14 Dudu Castro é maquiador e cabeleireiro formado pelo Senac Rio. Fez sua carreira atuando nos melhores salões de beleza da cidade do Rio de Janeiro, nos quais conheceu atrizes, jornalistas e produtores de moda que o levaram a assinar a beleza de ensaios de moda e produções teatrais. Concedeu entrevista à autora em janeiro de 2014.

REFERÊNCIAS

BASTEN, Fred E. **Max Factor**: o homem que mudou as faces do mundo. São Paulo: Matrix, 2012.

CAMPSIE, Jane. **Cabelo e maquiagem**. Colônia: Könemann, 2000.

CAMPSIE, Jane. **Saúde e beleza**. Colônia: Könemann, 1999.

CARNEIRO, Marília; NUHLHAUS, Carla. **Marília Carneiro no camarim das oito**. Rio de Janeiro: Ed. Senac Rio, 2003. Publicado em parceria com a Editora Aeroplano.

CHATAIGNIER, Gilda. **Festas que dão baile**: as melhores dicas para você brilhar. Rio de Janeiro: Rocco, 1998.

COSTA, Marcos. **Maquiagem**. São Paulo: Luste Ed., 2013. Publicado em parceria com LovelyHouse.

DEODORO, Paola. **Donna beleza**. Porto Alegre: RBS, 2003.

GOOSSENS, Janine. **Beleza**: um conjunto em harmonia. São Paulo: Harbra, 2004.

HALLAWELL, Philip. **Visagismo**: harmonia e estética. São Paulo: Ed. Senac São Paulo, 2002.

HALLAWELL, Philip. **Visagismo integrado**: identidade, estilo e beleza. São Paulo: Ed. Senac São Paulo, 2010.

HICHO, Marcelo. **Por inteiro**: trajetória e dicas do artista da beleza. Rio de Janeiro: Hama, 2013.

KALIL, Glória. **Chic:** um guia básico de moda e estilo. São Paulo: Ed. Senac São Paulo, 1997.

LAROUSSE da mulher. São Paulo: Larousse, 2004.

LEHNERT, Gertrud. **História da moda do século XX**. Colônia: Könemann, 2001.

LEITE, Adriana; GUERRA, Lisette. **Figurino**: uma experiência em televisão. São Paulo: Paz e Terra, 2002.

MATARAZZO, Claudia. **Beleza 10**: um guia de cuidados para todas as mulheres. São Paulo: Ed. Senac São Paulo, 1998.

MATARAZZO, Claudia. **Visual**: uma questão pessoal. São Paulo: Melhoramentos, 2005.

MOLINOS, Duda. **Maquiagem**. São Paulo: Ed. Senac São Paulo, 2000. 223p.

NERY, Marie Louise. **A evolução da indumentária**: subsídios para a criação de figurino. Rio de Janeiro: Senac Nacional, 2003.

PORGES, Stephen. **A teoria Polivagal**. Rio de Janeiro: Sense, 2012.

RUBINSTEIN, Helena. **Minha vida dedicada à beleza**. Rio de Janeiro: Bloch, 1967.

TORQUATTO, Fernando. **O Boticário**. Curitiba: Posigraf, 2011.

VEIGA, Patrícia. **Moda em jornal**. Rio de Janeiro: Ed. Senac Rio, 2004.

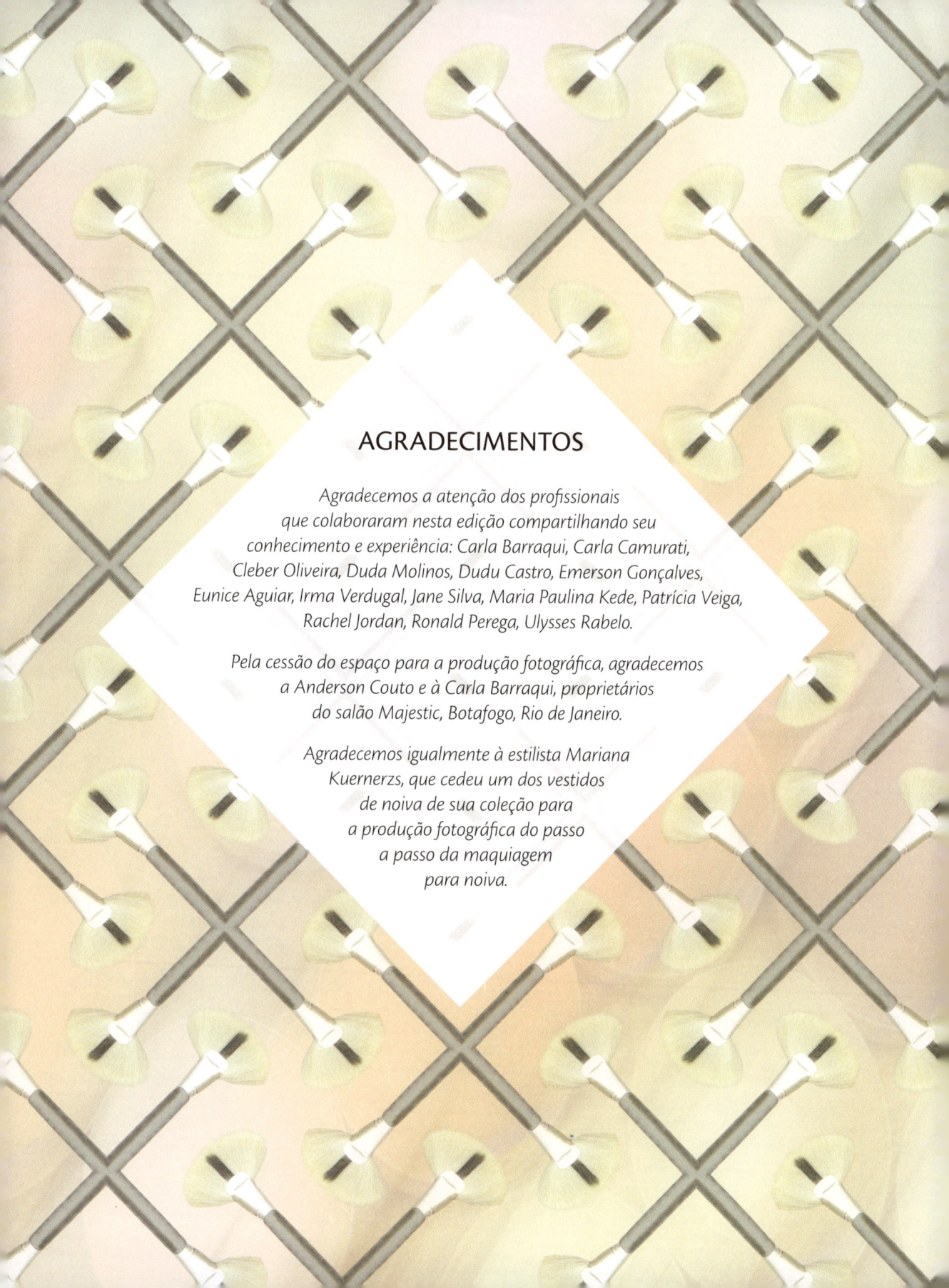

AGRADECIMENTOS

Agradecemos a atenção dos profissionais
que colaboraram nesta edição compartilhando seu
conhecimento e experiência: Carla Barraqui, Carla Camurati,
Cleber Oliveira, Duda Molinos, Dudu Castro, Emerson Gonçalves,
Eunice Aguiar, Irma Verdugal, Jane Silva, Maria Paulina Kede, Patrícia Veiga,
Rachel Jordan, Ronald Perega, Ulysses Rabelo.

Pela cessão do espaço para a produção fotográfica, agradecemos
a Anderson Couto e à Carla Barraqui, proprietários
do salão Majestic, Botafogo, Rio de Janeiro.

Agradecemos igualmente à estilista Mariana
Kuernerzs, que cedeu um dos vestidos
de noiva de sua coleção para
a produção fotográfica do passo
a passo da maquiagem
para noiva.

Este livro foi composto com a fonte Cronos Pro.
Impresso em papel off-set 90g./m² no miolo
e cartão Triplex 300 g/m² na capa.